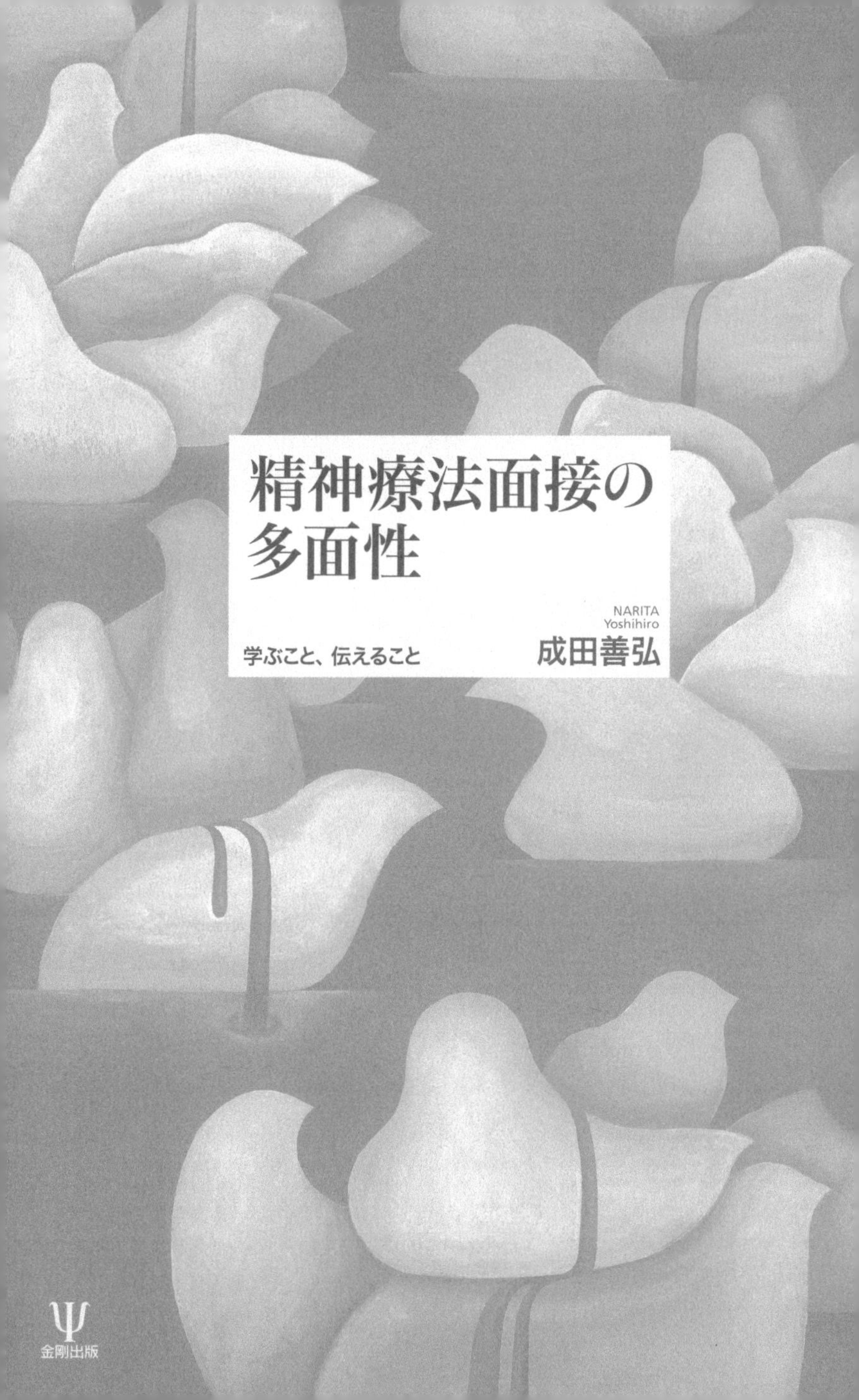

精神療法面接の多面性

学ぶこと、伝えること

NARITA Yoshihiro
成田善弘

Ψ 金剛出版

目次

逆転移を通して学ぶ　56

昨今の青年期病像にみる意識と無意識　77

精神療法面接の多面性

――学ぶこと、伝えること――

精神科臨床の多面性

本論文は渡辺雄三先生編集の『臨床心理学にとっての精神科臨床――臨床の現場から学ぶ』（人文書院、二〇〇七）という本の第Ⅰ部「臨床心理学が学ぶべき基本的課題」の中の一章として書かせていただいたものである。渡辺先生は長く精神科病院で働いていらっしゃった臨床心理士で、精神医学への理解が深い。臨床心理学を学ぶ人の中には精神医学との違いを強調するあまり、両者に共通するところ、互いに補完しうるところを見ようとしない人たちもあるように思うが、渡辺先生のような精神科臨床の経験の長い方がこういう本を作られるのは精神科医にとってもありがたいことである。今後も精神医学と臨床心理学が手をたずさえて発展することを願う。それは精神医学が真の全体医学になるためにも必要なことだと思う。ただし本論文では、私はむしろ臨床心理士の仕事と比較しつつ、精神科医の仕事の多面性について語っている。

はじめに

筆者は精神科の一臨床医として大学病院、精神科病院、総合病院精神科、精神科外来クリニックなどの職場で臨床心理士とともに働いてきた。またここ十数年は臨床心理士を目指す大学院生の教育にもたずさわっている。そういう経験の中から感じてきた臨床心理士への期待についてはすでに別のところ(1〜3)で述べたことがあるが、本稿ではそれらをまとめるとともに、とくに精神科臨床の特徴について、その多面性について臨床心理学と比較しつつ述べてみたい。

一　医学・医療の現状と臨床心理士への期待

医学は身体という目に見えるものを扱う学問であり、そこでは一人の人格ではなく、一個の身体あるいはその部分が問題になる。近代医学では身体は一つの機械と見なされ、病気はその一部の障害や欠損ととらえられている。したがって治療とは身体という機械の故障した部分や欠けた部分を修理したり、他者の臓器や人工の代替物で置き換えることである。こういう考え方を身体機械論という。この考え方では、患者の人格や歴史、その患者にとっての病の意味、他者との関係性といったものは問題にされない。こういう考え方を非人間的であるとして非難したくなる人もあるかもしれないが、近代医学はこのような考え方によって発展してきたのであり、われわれはこの近代医学の恩恵をおおいにこうむっている。たとえば手術中に用いられる人工心肺、腎不全患者に対する人工透析、白内障に対する人工レンズ、臓器移植などは、身体という機械の故障した一部を人工の代替物や他者の臓器で置き換えるものである。これらによって多くの患者の生命が救われ、その生活の質もおおいに改善している。

しかし医学・医療の進歩に伴ってさまざまな問題が生じてきていることもまた事実である。医療の細分化と専門化が進み、身体の部分、臓器は治療されるが、病をもつ一人の人間の苦悩に耳を傾ける人はいなくなった。それどころか一個の身体全体をみる人もいなくなりつつある。患者の人格や歴史や意味や関係性は顧みられなくなってきている。さらに医学・医療の進歩が新たに作り出している問題もある。かつては病気になれば治るか死ぬかのいずれかであったのが、今では病気をもったまま長く生きることが可能になっている。言い換えると、病気をもったまま長く生きねばならなくなっている。そしていかに生きるかという心理社会的問題が大きくなっている。また治療法の多様化に伴い患者に選択という負担がかかってきたこと、薬物の副作用や手術の後遺症、遺伝性疾患の出生前診断に伴う、その胎児を産むか産まないかという判断、体外受精や代理母出産などに伴う倫理的、社会的問題、脳死をめぐる問題、臓器移植のドナーとレシピエントの関係などの問題がある。そこでは機械論的身体観を超えて、人間の心や人格や関係性に目を向ける必要性が生じてきている。

一方臨床心理学は心という目に見えぬものを対象にし、身体の部分の欠損や障害ではなく一人の人間の苦悩を扱う。つまりその人の人格や歴史、病の意味、他者との関係性といった身体医学が顧みなくなったものが臨床心理学の対象なのである。

近年、医学・医療の領域に臨床心理士が進出しているのは、医学が新しいパラダイムを必要としていることによるのであろう。医学・医療の中に臨床心理学が関与し浸透することによって、医学・医療を深いところから組み換え、真の総合医学、全体医学を実現することが期待されている。

二　精神医学・医療と臨床心理学

前節で述べたことはすでに別のところで述べたことの要約である。筆者がこういうことをあらためて考えたのは、雑誌『臨床精神医学』が一九九九年に「病院における臨床心理士」という特集を組んだおりに、依頼されて「病院における臨床心理士の役割と貢献[1]」という一文を書いたときである。『臨床精神医学』という雑誌がこういう特集を組んだこと自体に、医学が臨床心理学に求めるものがあること、また臨床心理士がすでにかなりの程度に病院に進出していることを示している。依頼されてこの原稿を書いたときには、主として総合病院での経験を踏まえて、広く医学・医療の中の臨床心理士を想定して書いた。

これを書いたときの筆者は医師として臨床心理士に期待することを書いたのだが、そのときは精神科医としての自分と臨床心理士との間にそれほど大きな違いを意識していなかった。それは精神療法を専攻する精神科医としての筆者が総合病院の中で置かれている立場が、臨床心理士の立場と似ていたからかもしれない。精神医学は患者の身体の障害や欠損を扱うのではなく、心を対象とし、人格や歴史や意味や関係性を扱う学問である。この特徴は他科と比較して際立っている。そしてその精神医学の特徴をもっとも明瞭に自覚的に担っているのが精神療法だと思う。だから筆者は臨床心理士の役割を述べるときに、それを精神科医が果たすべき役割とほとんど同一視していた。

実際、臨床心理学の基礎を築いたとされる人たちの多くは、フロイトにせよ、ユングにせよ、サリヴァンにせよ、森田正馬にせよ、精神科医それも精神療法医である。臨床心理学は精神医学の中から生まれてきたと言ってよいであろう。筆者自身臨床心理士に接するときに、同じ道を志す同僚という意識で接してきたように思う。

しかし今回、「臨床心理学が精神科臨床から学ぶべき基本的課題」というテーマを与えられて、あらためて精神医学と臨床心理学の違いを考えさせられた。その上でふり返ってみると、筆者は臨床心理士に接するときに、同じ道に志す同僚という意識ばかりではなく、臨床心理学とは異なる方法論をもつ精神科医として接していたことに気づかされた。あらためて見直してみるとたしかに違いはある。精神科臨床の中では双方が互いにその違いを理解した上で、共通性をも意識し、協力してゆくことが必要であろう。

筆者がこういうことを言うのは、従来臨床心理学が精神医学との違いを主張することに精力を注ぐあまり、精神医学と精神科臨床から学ぶ態度に乏しいのではないかと感じることがあるからである。もちろんどのような学問もその創生期においては、まず他との違いを主張する。アイデンティティの確立は「私は他の何者かではない」という主張から始まる。精神医学も身体医学との違いを主張することによって自らのアイデンティティを確立し、その存在意義を主張してきた。臨床心理学が自らを確立するにあたって、まずもっとも近縁の学問である精神医学との違いを強調しなければならなかったのは当然のことかもしれない。

ただし、違いを強調することは、ときには、共通する部分を見ることを困難にしたり、互いに学んだり取り入れたりすることを妨げることにもなりかねない。本稿のはじめに医学・医療と臨床心理学を比較した際にも、筆者が医学・医療を単純化、極端化してとらえ、共通する部分を見ようとしていないという批判があるかもしれない。人格や歴史や意味や関係性を考えていこうという動きは、脳研究や心身医学や先端医療の中でいくらも見られるからである。臨床心理学にも、人格全体を見るよりもまず心の機能の一部に着目しそこを変化させようという試みもある。臨床心理学の揺籃期には精神医学との違いを強調する必要性があったであろうが、臨床心理学がしだいに自らを確立し成熟しつつある現在、あらためて精神医学を見直し、そこから学び取り入れる姿勢があってもよいのではないかと思う。その意味で本書のような企画がなされたことは臨床心理学の成熟のしるしであると思う。精神医学の方も、成熟した臨床心理学から学ぶことも多いと思う。以下に臨床心理学と比較しつつ精神医学の特徴をとり出してみるが、それが相互の理解を深め、よりよい臨床につながることを願う。

三　心と身体

臨床心理学と精神医学の違いの一つは、臨床心理学が基本的に心に注目するのに対し、精神医学は心と身体の両面に目配りするということである。精神医学は心（精神）をとり扱う学問であるが、医学であるからには必ず身体をも見ている。人間を心と身体という二元論からとらえようとしている。心と身体という二元論を克服し人間を全体的、一元的に理解しようという試みは哲学や心理学の領域で従来からなされてきたが、そういう議論は抽象的、観念的になりがちで、いまだ実際の治療には結びついていないように思われる。精神医学もまだ二元論を克服しえていない。具体的に言うと、人間の精神現象を理解するにあたって、それを身体的基盤から考える立場と心理的に考える立場の二つがあり、精神科医は患者の精神症状を理解するにあたって、ときには前者の立場で、ときには後者の立場で考えている。

精神科医の重要な仕事の一つは診断であるが、たとえば、うつ状態にある患者を診た場合、精神科医がまず考えるのは身体因性のうつ状態である。その患者に内分泌疾患や悪性腫瘍や脳血管障害や腎臓疾患や膠原病や電解質異常などがあるのではないか、あるいは薬剤の影響があるのではないかとまず考える。これらを見逃すと患者の生命の危機を招くことにもなりかねないからである。身体因性のうつ状態が否定されたら、次に内因性のうつ病を考える。内因とはむずかしい概念であり、古典的には、生まれつきその個人に備わっている何らかの身体因が想定されるがいまだ解明されていないものを言うといってよいであろう。近年では、従来内因性と言われてきた症状は、遺伝因や脳機能の障害や社会文化的要因の影響など多元的に決定されると考えられるようになって、内因という概念はしだいに消失しつつあるようであるが、しかし内因性うつ病と呼ばれるある特徴をもったうつ病が存在することは事実である。これは心因によって生じるものではない。あるいは少なくとも心因が主要な原因ではない。脳機能の障害とくにセロトニンを中心とする神経伝達物質の調節障害と考えられている。こう診断できればまず休養を勧め、薬物療法を行う。薬物療法は神経伝達物質の調節の改善に作用し、相当に有効である。内因が否定されてはじめて心因を考える。人生の出来事や生活の状況が心因として作用して、うつ状態が生じているのではないかと考えるのである。つまり身体因→内因→心因の順に考えるのであって、決してこの逆ではない。近年では身体的要因と心理的要因が互いに複雑に作用し合ってうつ状態が生じると考えられるようになっているが、それにしても精神科医がまず身体因から考えることに変わりはない。その上で両者がどのようにからみ合っているかを考えるのである。

身体因性の精神障害にはさまざまなものがある。脳器質性の精神障害、中毒性の精神障害、症状性の（脳以外の身体の病変による）精神障害などである。総合病院の精神科医の重要な仕事の一つは、身体因性の精神障害とくに症状性の精神障害を診断することである。

こういう話を臨床心理学を学ぶ大学院生にすると、彼らが驚くことがある。中には心の病はすべて心因により生じると考えていたという学生もいる。それほど極端でなくても、身体因性の精神障害がそんなにたくさんあるとは知らなかったと言う学生はめずらしくない。もちろん、身体因性に始まった病像が心理的要因によって修飾されることはよくある。心理的要因が身体に影響を及ぼし、原疾患の経過に影響することもある。精神科医の仕事はそのあたりの相互関係に留意しつつ、そのどこに働きかけたらよいかを見定めてゆくことになる。

精神科医として臨床心理士の人たちと接していて感じることの一つは、彼らが当然ながらあくまで心理学的に考えていこうとする姿勢をもっているということである。その結果ときには身体への配慮が疎かになる場合もある。一つの方法論によって徹底して考えていくということは、その方法論の力を最大限に発揮させることになり、その方法論の光の当る限りのところを明るみに出す。それが思いもかけぬほど広い範囲にわたることもある。しかしすべてを心理学的に理解しようとすることには限界もある。心理学的理解をつきつめてゆくと、病に対する患者自身の寄与を問題にすることになり、ときには患者の責任を追及することになる場合もある。心理療法とは、ある意味では、患者の不幸には患者自身にも責任があることを認めてもらおうという試みである。そしてそれはときには患者に対して酷なことがある。臨床心理士にも、医師と同様にとまでは言わないが、患者の身体的、生物学的要因に目配りし、必要と判断したら医師に紹介してもらいたい。どこに紹介するか、いつ紹介するかを適切に判断することも臨床心理士の仕事の一部であると思う。適切な判断ができるためにはある程度の医学的知識が必要である。各科の医師とよい関係をもつことも必要であろう。総合病院で仕事をしている臨床心理士が面接室の中だけにとじこもっていては、患者の全体像が把握できず、必要な治療ができないこともある。また臨床心理士というものの存在を各科のスタッフに知ってもらうこともできない。総合病院の臨床心理士にはもっと積極的に各科に出向いてもらいたい。

もう一つ、精神科医の重要な仕事は薬物療法を行うことである。近年薬物療法の進歩には目ざましいものがあり、統合失調症に対する抗精神病薬、気分障害に対する抗うつ薬や気分調整薬、不安性障害に対する抗不安薬や抗うつ薬の効果には見るべきものがある。とくに、かつてはもっぱら心因性と見なされて、心理療法のみが治療法であると考えられていたパニック障害や強迫性障害に対するＳＳＲＩ（選択的セロトニン再取り込み阻害薬）の効果には目を見張るものがある。臨床心理士もこういう現状を知って、必要に応じてクライエントに精神科医への受診と薬物療法を勧めてほしい。臨床心理士の中には、心の問題が薬で解決するはずがないと考えたり、薬物療法に不信を抱いていたり、中には薬物療法を勧める（勧めざるをえない）ことを心理療法の敗北であると考えたりして、クライエントが薬物療法を受けることをこころよく思わず、紹介をしたがらない人もいる。その結果クライエントに不必要な苦痛を与えている場合もないではない。

薬物療法には純粋に薬理学的作用による効果ばかりでなく、薬物がその患者に対してもつ心理的意味による効果もある。薬物を投与して患者に生じる反応は、患者と医師の関係により大きく左右される。薬物療法に対する患者の期待もさまざまである。薬によってすべて救われるといった魔術的な期待を抱く患者、薬物の効果を過大評価し、人格まで変えられることを恐れる患者、また精神科医から向精神薬の投与を受けることを狂気の烙印を押されることと受け取って、薬物療法に拒否的になる患者もいる。ときには医師から処方された薬に不満を言うことが、間接的な医師への非難、攻撃であったりする。またときには薬が医師からの贈り物であり、好意や愛のしるしと受け取られることもある。患者がつねに薬をもち歩くことで、医師の存在を身近に感じようとすることもある。薬が「お守り」的な働きをすることもある。患者が拠り所のない不安に襲われて頻回に、ときには大量に薬を服用することもある。薬が彼らの不安を一時的に和らげるので、過量服薬が嗜癖的になることもある。近年の向精神薬は安全性が高いとは言え、自殺の手段として用いられる危険性がないわけではない。過量服薬や自殺の危険を恐れて、医師が薬の管理を患者自身ではなく親や配偶者に委ねることもある。その場合、いつそれを患者本人の管理に戻すかを考え、そのことを本人の自立や成長として位置づけることが大事なことである。またときには、ある薬を服用するかどうか、量はどのくらいにするかを医師が患者にまかせることもある。それが患者に自立感を抱かせることもある。

薬物投与のもつ心理的意味についてふれたのは、臨床心理士にも薬をめぐって患者と話し合うことを回避しないでほしいと思うからである。処方するのは医師であるが、その薬を、あるいは処方されるということ自体を患者がどう体験しているかを理解するのは心理療法の重要な一部だと思う。一般に医師は薬理作用のみに関心をもち、薬物投与のもつ心理的意味については関心が薄いから、医師の診察でそういうことが話題になることは少ない。臨床心理士がそういう面に関心をもって聞けば、患者はいろいろ語ってくれると思う。そこから得られた理解を必要に応じて医師に伝えることもあってよいと思う。

四 治療を求めない患者・治療者を攻撃する患者

臨床心理士の面接のほとんどは、自ら面接を求めてくる人たち、つまり自分には何か問題がありその解決には専門家の援助が必要だと思っている人たちとの面接であろう。精神科医が対応しなければならないのは必ずしも自ら援助を求めてくる人たちばかりではない。病識のない精神病者は援助を求めないし、中には医師を迫害者と見なす人もいる。パーソナリティ障害の患者の中には自らは悩まず、周囲の人たちを悩ませている人もいる。通常の善意は役に立たず、理不尽な攻撃にさらされることもある。好訴的な人もいる。暴力的な人もいる。筆者が共に学んだ精神科医の中には患者に殺害された人もあり、激しい暴力を受けて重傷を負った人もいる。精神科医はそういう人たちにも対応しなければならない。自分の言動の一つひとつが著しく誤解されたり悪意に解釈されたりすることも日常の臨床の中でしばしばある。こういう人たちを治療の軌道に乗せるのはきわめて困難な仕事である。まず患者の体験の仕方、思考の仕方を理解し、そこから治療への道を模索しなければならない。これに対して臨床心理士の場合は、治療者のもつ枠組みや方法論にクライエントが入ってきてくれる場合が多いであろう。

病にかかり苦しんでいる人たちは、自分の病を理不尽なことだと感じる。なにゆえ自分がこういう苦しみを経験しなければならないのかについて、納得のゆく説明があるわけではない。彼らはやり場のない怒りを感じる。そしてその怒りはしばしば医師に向けられる。医師が社会的地位と権力をもっていると思われている分だけ、批判や非難も強くなる。医療訴訟の背景にこういう患者のやり場のない怒りが潜んでいることもあると思う。

とくに近年、人生の不幸や悲惨に対してそれを運命として受け入れるのではなく、自分の当然の権利に対する侵害と受け止めて他罰的になる人たちが増えているように思う。そういう人たちの中には、自身の不幸を救ってくれないからといって、あるいはその不幸をむしろ増大させているとして医師を攻撃する人もいる。こういう人たちと接していると、底知れない無力感に陥り、もうこういう仕事からは手を引きたいと感じることもないわけではない。現に、厄介な事態にまき込まれることを恐れて、パーソナリティ障害の治療を断る精神科医もいる。

五　患者と社会

精神科医は患者個人だけでなく、患者をとりまく社会について考え、かかわらざるをえないことが多い。家族とも会い、患者の病気について説明し、治療への協力を依頼する。患者に支払い能力がない場合には、家族に治療費を支払ってもらわねばならない。入院患者であれば、いずれ家族に引き取ってもらわねばならない。入院患者を担当していた頃のことを思い出してみると、家族が患者との面会や患者の外泊を拒否したり、退院可能な状態になっても引き取ろうとしないことがめずらしくなかった。そのような場合、患者と家族の関係をどう調整するかが精神科医の重要な仕事になる。患者を引き取りたくないという家族の気持も、それまで患者とともに過ごしてきた家族の長い間の負担を思えば無理がないと思えることもある。医師として患者と家族の板ばさみになって苦慮することもある。

家族以外の関係者と会うことも多い。職場の上司や同僚あるいはメンタルヘルスの担当者、学校の教師、地域の保健師、場合によっては民生委員や保護司や警察官とも会わねばならない。ときには患者から迷惑をこうむっている近隣の人たちとも会わねばならない。そういう人たちに患者のことを理解してもらい、適切な対応をしてもらうようにするのはなかなかむずかしい仕事である。

さらに、患者が外出や外泊中に社会で起こすトラブルや事件にも対応しなければならない。経験の長い精神科医なら、自分の担当している患者が外泊中に傷害や殺人を犯してしまったということを経験している人もあるであろう。こういうときの主治医の立場はたいへん苦しいものになる。精神科医はただ患者の人権に配慮するだけではなく、社会の安全にも配慮しなければならない。主治医は外泊許可という判断が果して適切であったかについて責任を問われることになる。事件が起これぱマスメディアにも対応しなければならない。近年、精神障害者の人権を尊重し、精神科病院を開放化し、入院期間を短縮し、患者を社会の中に受け入れていこうという動きがある。これは望ましいことである。われわれの世代の精神科医は、ここ三〇年から四〇年の間、病院を開放化し、患者を早期に退院させる努力をしてきた。しかし精神障害者が社会で犯罪を犯したりすれば、精神科医が責任を問われる。患者を一生病院に閉じ込めておけば社会で犯罪を犯す危険は避けられるが、早期退院を目指して努力すれば、事件の起きる可能性をゼロにすることはできない。そのはざまに立って、専門家として判断しなければならないが、人間が将来何をするかなど、現在の精神医学が予測できるわけではない。もちろん専門家としての能力の限りを尽くしてまず大丈夫と判断して外泊や退院を決めるのだが、それにもかかわらず患者が事件を起こすこともないわけではない。マスメディアの論調も、「精神障害者野放し論」と「患者の人権尊重論」の間を行ったり来たりする。もちろんそれぞれの論はそう主張すべき現実の事態があって出てきている。精神障害の治療がなおざりにされていたこともあり、患者の人権が尊重されていなかったこともある。それぞれの主張がそういう事態の改善に寄与してきたことは事実である。患者の人権と社会防衛とのはざまに立って苦慮しながら、つねにその両方から批判されるのが精神科医療の宿命かもしれない。なお念のためつけ加えておくが、内因性精神病者の犯罪発生率が一般人と比べて高いわけではない。

精神科医が社会との関係の中で書かねばならない書類ははなはだ多い。学校や職場に提出する休養のための診断書、自立支援や障害年金に関する診断書、入院患者についての任意入院、医療保護入院、措置入院についての診断書や報告書、その他さまざまなものがある。精神科医が書類書きに費やす時間は相当なものである。しかも診断書を書くということには重大な責任が伴う。患者の人生を左右することにもなる。場合によっては裁判所に呼び出されることもある。

もう一つ書いておかねばならないのは医療経済のことである。現在の日本の医療はそのほとんどが保険医療の中で行われている。富める人も貧しい人もほぼ同じような医療を受けられることを可能にしているわが国の保険医療は世界に誇ってよいもので、諸外国から高い評価を受けているという。

とは言え、日常臨床の中で医療経済を考えると、現在の保険医療制度の中で病院経営を黒字にすることと良心的な医療を行うこととの両立はなかなかむずかしいことも事実である。これは何度も書いたことだが、保険診療で標準型精神分析（この名称には問題があるが、ここでは立ち入らない）を行うと、病院に入る金額は三九〇〇円である。相当な訓練を積んだ専門医が五〇分面接してこれだけの収入にしかならない。医師が働けば部屋は使うし、電燈はつけるし、冷暖房も使う。事務職員も働かなければならない。病院としては損失になる。これは一例だが、患者一人ひとりにある程度の時間をかける良心的な医療をして、かつ経営を黒字にするのは、現在の医療体制ではきわめて困難である。医師は経営者であればもちろんのこと、たとえ経営者でなくても、医療経済というものに直面せざるをえない。とくに公的な保険制度の少ないアメリカでは、短期間で症状に対する効果があると実証された（とされる）治療方法にしか保険会社が金を支払わないようになっている。

わが国の保険制度もしだいに同様の方向に行くのではないかと思われる。しかし、精神科医が扱う疾患には短期間では改善しないものもある。心理療法を行うことで増悪を防いでいたり、ときにはより重篤な病気の発生を予防したりしていることは多々あると思うが、そういうことはいわゆる実証的調査、研究からは見えてこない。ましてや人生の意味を探究したり、パーソナリティの成熟を目指したりするような心理療法が現在の医療制度の中で評価されることはむずかしいのである。良心的な精神科医はこういう現実の中で、しかしできるだけよい医療を提供しようと努力している。理想だけ口にすることは容易であるが、現実の中でなしうる最善を模索することはむずかしい仕事である。

以上は精神科医が社会との関係の中でする仕事のほんの一端である。精神科医は患者の治療にあたって社会というものをつねに視野に入れている。社会には制度や法律も含まれる。そういうものを視野に入れ、それに制約されながら、またそれに助けられながら仕事をするのが精神科医である。そんなことはあたりまえだ、どんな職業であれそうだと言えるかもしれないが、精神科医はとりわけそのことを意識させられる、意識せざるをえない職業であると思う。

六　チーム医療

精神科医療はチーム医療である。総合病院における他科との連携、協力についてはすでに述べたが、精神科の内部でも精神科医だけでなく看護師、薬剤師、医療社会福祉士、作業療法士、検査技師、看護助手、事務職員、その他さまざまな職種がともに働いている。スタッフが一つの社会を形成しているとも言える。臨床心理士もその一員である（はずである）。医療の中で比較的新しい職種である臨床心理士がチームの一員として認められるようになるには、まず医学・医療の現状をよく知って、そこで自分に期待されていること、あるいは自分のなしうることを知らなければならない。従来、臨床心理士の教育においては医学・医療についての教育の占める割合が少なく、多くの臨床心理士が医学・医療についてごくわずかの知識しかもたないままに医療の世界に入ってくることが多かったようである。そのため医療の世界の中で孤立しがちで、面接室にこもりがちとなり、患者との二者関係に埋没して、ときには「自分だけが患者のことをわかっている」と感じて、病院の体制や他のスタッフに対して批判の目を向けがちであったようである。もちろん批判的まなざしを失わないことは大切だが、批判するに先立って、まず自分が入っていこうとしている医療の実情をよく知ることから始めてほしい。精神科医療の中では、とくに入院治療においては、看護師の役割が大きいので、看護師とよい関係をもつことがきわめて重要である。臨床心理士も病棟に入り、看護師がどんな仕事をしているか、どんなことに悩んでいるかをよく知ってほしい。看護師の勉強会にも参加してほしい。そこで患者の心理を説明し看護スタッフの理解を深めてもらうことも必要であろう。ときには患者の弁護士として発言しなければならないこともあるであろう。しかし、患者との二者関係に埋没して他のスタッフの立場や気持を理解できなくなると、チームの一員として認められにくくなる。そうなってしまうと結局は患者の利益につながらない。場合によっては、病院の現状や現在のスタッフとの間で妥協点を探らなくてはならない。これは以前にも書いたエピソードだが、あるワークショップでこういう現実的配慮の必要性について論議していたとき、フロアーのある臨床心理士が立って「私たちは誰のために働いているのか」と発言した。現実と妥協することにより、患者のために働くという自らの仕事の原点が見失われてしまうのではないかという危惧からの発言であった。一瞬会場が粛然とした。たしかにこれは見失ってはならない原点である。しかし、患者のために働くと言うとき、その患者はいま目の前にいるその患者でなくてはならない。たとえば、臨床心理士が患者の気持を汲んだつもりで、患者が理想的なあり方で遇されていないと言ってスタッフを批判し、その結果スタッフと患者の関係が悪化し、患者がそこまでは望んでいなかったにもかかわらず退院せざるをえなくなるという事態を招いたとしたら、臨床心理士の発言はその当の患者の利益につながらないどころか、かえって不利益を招いたことになる。（そんな病院はさっさと退院して、もっとよい病院に行った方がよいという場合もなきにしもあらずだが、その場合はそういうよい病院があって患者を受け入れてくれるということが前提になる）理想のためにだけ発言してはいけない。理想を見失わないようにしつつ、しかし目の前のその患者に現実的に益するように発言しなければならない。「患者のために」と言うとき、精神科医も臨床心理士もそこに自分たちの孤独や被害者意識や救済者願望を重ね合わせていないかを吟味しなければならないであろう。

看護師をはじめ他の職種の仕事の実態について知ることは大切である。そのための一つの方法として夜の病院を経験してみるのがよい。夜の病院は昼の病院とは別の顔をもっている。患者たちは不眠を訴えたり、病室から居なくなったり、自傷行為をしたり、性的行動化をしたりする。患者間のトラブルも起きる。昼間面接室で面接しているだけではけっして見えてこない現実がそこにはある。夜間勤務の看護師の仕事のたいへんさもわかるであろう。医師にも看護師にも薬剤師にも検査技師にも事務職にも当直があるが、臨床心理士には制度上それがない。だから臨床心理士はときには夜の病院に居残って、患者の実態や他のスタッフの仕事ぶりを見るのがよいであろう。そこから自分のなしうることが見えてくると思う。

精神医療の現場で働く臨床心理士の仕事は多面的である。職場が病院であるか外来クリニックであるか、そこにどういうスタッフが働いているかなどによって、臨床心理士に期待される役割もさまざまであろう。目の前にある仕事、もちこまれる仕事を、「それは専門外です」と断るのではなく、積極的に引き受けてもらいたい。とくに職種と職種の隙間にあるような仕事を見出し拾い上げてほしい。それには幅広い知識と技術、柔軟な姿勢が必要である。従来臨床心理学の大学院における教育が、いくつかの理論とそこから導かれる心理療法の教育に偏っていたのではないかと思う。臨床経験が豊富で現場をよく知る教員が少ないことにもよるであろう。そういう教育を受けてきて現場に入ると、今まで習ってきたことと現場で求められる仕事の大きな相違にとまどってしまい、現場で求められる仕事のかなりの部分が本質的でない仕事とか雑用に思えてしまって意欲を失うといったことが起きかねない。

臨床心理士は一方でその専門性を問われ、他方では幅の広いさまざまな仕事をすることを要請される。おそらく臨床心理士の専門性はその仕事の領域や対象にあるのではなく、その方法論に、そしてその方法論の背後にある「人間に対する姿勢」にあるのだと思う。人間をひとりの人格として尊重し、内面に関心を払い、その人の歴史性とその人をめぐる諸関係を探究し、そこにある意味を見出すこと、かかわりの中で新たな意味を作り出すことにあるのだと思う。こういう姿勢が身につくと、一見本質的でないように見える仕事にもやりがいを見出すことができるようになり、他職種との協力、連携も円滑に進むようになる。

おわりに

精神科医は患者の心の問題ばかりではなく身体について、そして社会における生活について関心を払わなければならない。自殺企図や暴力に対して緊急の対応もしなければならない。入退院の決定や診断書の発行など、患者の人生に大きな影響を及ぼす決断もしなければならない。家族や職場の上司やその他さまざまな関係者にも会わねばならない。患者の立場に立つだけではなく、ときには社会の側に立って考えることも求められる。理想と現実のはざまで妥協点を探らなければならないこともある。こういうことは精神科医の仕事であると同時に、精神科医療の本質でもある。こういう仕事をする中から、患者の人生全般に関心を払い、専門家としての責任をもつという姿勢が生じる。

臨床心理士の仕事にも同様のことが言えるという意見もあるであろう。しかし精神科医に比べると臨床心理士は、より理想に近いところで仕事ができているような気がする。臨床心理士は自分たちが守られていることを知ってほしい。もちろん精神医学、医療が臨床心理士を守っているのには理由がある。精神科の医療がともすれば心から離れて身体（脳）へ、患者の立場から離れて社会の立場へ、理想から離れて現実へと傾いてゆきがちなことに精神医学が危機感をもっているからであろう。精神医学・医療の中に臨床心理学を導入することは、この危機を乗り越えようとするわれわれの努力なのであろう。

なんだか一精神科医のぐちのような話になってしまったが、臨床心理士の方々が精神科医療の多面性を知り、その中で自分たちにできる仕事を広げ、深めていただく一助になればうれしい。

文献

（1）成田善弘「病院における臨床心理士の役割と貢献」特集　病院における臨床心理士、臨床精神医学、28（9）、1073–1077頁、一九九九

（2）成田善弘「提言　医学・医療の全体性を回復するために——臨床心理士に望む」成田善弘監修／矢永由利子編『医療のなかの心理臨床——こころのケアとチーム医療』271–281頁、新曜社、二〇〇一

（3）成田善弘「医療現場で働く臨床心理士に求められる教育と研修」特集　医療と臨床心理士、臨床心理学、16（1）64–68頁、二〇〇六

精神療法を学ぶこと、伝えること
――一精神科医のライフサイクル――

本稿は平成九年度の日本心理臨床学会学会賞をいただいたときの受賞講演である。この受賞は私にとって本当に意外であった。本学会には、すぐれた学問的業績をあげるとともに学会創立に尽力された先輩方でまだ受賞していらっしゃらない方々が多数あるからである。その方々をさしおいて受賞することにとまどいがあり、辞退することも考えたが、私を推薦してくださった方々のことを思うとそれもできかねてかなり困惑した。そこで、めったにしないことだが家内に相談したところ、家内は「先様がくださるというものを辞退するなどという威張ったことはしてはいけない。くださるものはありがたくいただくのが人の道だ」と言う。それでふっ切れて、喜んでいただくことにした。いま校正刷りを読み返してみると、なんだか学会に回想法をしてもらったような気がする。

はじめに

本学会賞をいただいてたいへん意外にそして光栄に思っています。受賞理由を読ませていただくと「精神科医、精神分析家として、細やかな感受性と強い責任感をもって誠実に心理臨床実践を積み重ね、その経験を元に、啓発的名著を多数著し、後進を育ててきた功績」とあります。過分な評価ですが、私が志してきたことを汲み取っていただいたという思いがして、ありがたく思います。ただ、私の中の天邪鬼な部分が、「誠実」という言葉は「誠実だが能力が乏しい」という文脈でよく使われるなとか、「啓発的」という言葉はわれわれの業界ではオリジナリティのないことを婉曲に言うときによく使われるなとかささやくのが聞こえます。

それから一つお断りしておきたいことがあります。私は精神分析的精神療法を実践し、日本精神分析学会の会員ではありますが、国際精神分析学会で認められたサイコアナリストではありません。受賞理由にある「精神分析家」という言葉は、精神分析的精神療法を行う者という広い意味で使っていただいたのだと理解しています。

本日は私が一精神科医、精神療法家として精神療法をどう学び、どう実践してきたか、そして次の世代にどう伝えようとしてきたかを、私のライフサイクルをふり返りながらお話しします。

一　青年期

1　精神科医を志すまで

なぜ精神科医になったのかとよく訊かれます。私自身若い人たちに、なぜ精神科医に、あるいは臨床心理士になったのか、あるいはなりたいのかと問うこともあります。これは実はたいへん答えにくい問なのですが、私なりに答えてみようと思います。

私は子どもの頃から引っ込み思案で、人付き合いが苦手で、一人で空想したり小説を読んだり宇宙の神秘について考えたりするのが好きで、よくひとり言を言っていました。運動はひどく苦手でした。やせて神経質でやや強迫的でシゾイド的な少年でした。

地元の大学の医学部に入学したのは日米安全保障条約改訂の騒乱のあった年で、入学直後から反安保の運動に巻き込まれ、授業をボイコットしてデモに参加しました。また卒業前後にはインターン廃止闘争、国試ボイコット運動にも参加し、その延長で精神科入局後には大学院・博士号ボイコット運動にも参加しました。そのため医師免許取得も半年遅れ、現在でも医学博士ではありません。しかししだいに、いわゆる運動家の自己主張を相対化することのない観念的な言説に疑問を持つようになったので、それにもともと内界志向型の人間だったので、政治的運動からはしだいに距離を取り、囲碁部に入って碁を打つことに没頭するようになりました。世の中の役に立つわけではないけれども何か深いものがあって、それに人生を賭けている人たちがいる（精神療法も似たようなものですが）ことに惹かれました。放浪の賭け碁打ちにあこがれたり、碁のプロになりたいと思ったこともあります。しかしプロの卵（院生）と打つことで、努力ではどうすることもできない才能の差があることを知り、プロになることをあきらめました。自分はこのくらいだとわかってしまったのです。自分の限界を知り断念することを学んだわけです。

学生時代にフロイトのグラディーヴァの論文（Freud, S. 1907「W・イェンゼンの小説『グラディーヴァ』にみられる妄想と愛」著作集3、人文書院）とイェンゼンの小説とが一冊に入っている文庫本を読んで、精神分析のもつ謎解きの魅力に惹かれました。子どもの頃から推理小説が好きで、ドイルのホームズもの、エラリー・クイーン、ヴァンダイン、アガサ・クリスティなどをよく読んでいました。

のちにフロイトもドイルのホームズものを読んでいたことを知りました。フロイトはもともと謎解きに関心があり、スフィンクスの謎を解いたオイディプスや、夢の謎を解いてエジプトの宰相となったヨセフには深く同一化していますし、シェイクスピアが本当は誰であったかということにも強い関心を示しています。自分とは何者かという謎への深い関心に由来するのでしょう。

青年期の私は、自分に正直であろうとすればするほど周囲と折り合いをつけるのがむずかしくなって、自分は一体どういう人間なのかと考えざるをえませんでした。そして、明るくて社交的で自己肯定的な人たちからは遠ざかりたいと思っていました。そして精神科に行けばそうでない人間が、つまり自分と同類の人間がいるかもしれないと思ったのです。

2　精神科に入局する

入局したときは大学紛争に引き続いて精神医療改革運動、教室の民主化運動が活発で、若い教室員は教授権力の奪取、教室の民主化、精神病院の開放化、患者の人権擁護などを声高に論じ、取り組んでいました。私も共鳴するところが多かったので、かなりラジカルな発言もし、実行できることはしました。しかししだいに発言者の多くが自己を顧みることが少なく他を糾弾するばかりだと私には感じられ、しだいにそういう動きからは距離をとるようになりました。はじめて参加した学会があの大混乱のあった金沢学会で、そこでの怒号の応酬や暴力的出来事を見て、もうこんなことは御免だという気持にもなり、日本精神分析学会は別にして、学会からは遠ざかり、診療に没頭するようになりました。

3　患者のことを「不思議に思う」から同一視へ

この間精神療法を学ぼうということに迷いはありませんでしたが、どの学派を学ぶかについては私なりに考えました。当初はロジャーズに惹かれましたが、ロジャーズの三条件（共感、純粋性、無条件の肯定的関心）が私には目標ではあるけれども実現不可能に思えました。第一、患者と同じように感じる（共感する）ということが私には困難でした。同じように感じるよりも、患者はどうしてそのように感じたり考えたりするのか不思議だ（謎だ）と思うことの方が多かったのです。私には不思議なのに患者は不思議に思っていないということがまた不思議でした。この謎を解くのは精神分析がもっとも役立つように思われ、しだいに精神分析への関心が深まりました。精神分析がアウトサイダーの、つまり辺縁にいる人間の学問であるということもおそらく感じとっていたのでしょう。

患者の話を不思議に思ってさらに聞いていくうちに「あーそうなのか」とわかってくる（やっと共感する）ということを繰り返すうちに、しだいに患者への同一視が深まったように思います。患者の一見理解し難い症状や行動の背景に、対人関係の拙劣さや疎外感や孤独のあることがわかり、それを自分の内面と重ね合わせるようになったのでしょう。

4　師に遇う

医局では伊藤克彦先生（すでに亡くなられましたが、当時は講師）に出会い、先生がリーダーであった精神療法グループに入りました。伊藤先生の、患者に対する誠実な態度、空理空論に走らず経験を重視し自前で考えていく姿勢、若い者に対し親分になろうとしないところに惹かれ、この人に師事しようと思いました。しかし私には師のふところにとび込んで甘えるということはなく、師もそういう誘惑をまったくしなかったので、距離のある関係でした。

教授退官に伴い、新教授の選考が始まりました。教室内の意見が割れ、対立は感情的なものになりました。教室内で非主流であったわれわれには不愉快なことの連続でした。その中で私は人間性のさまざまな面を否応なく見ることになり、それは私の人間観を単純化から救いました。のちに思うと、私の側に被害者意識が強かったかもしれません。

結局主流派の推した笠原嘉先生が教授として着任されました。われわれ非主流は教授にどう接すべきか、また教授がわれわれにどう接しられるか不安を抱いていましたが、教授はわれわれに公平に接しられました。その後私は笠原教授から多くのことを教えられました。その一つは学問的に広い視野をもち、自分の仕事を相対化し広い文脈の中に位置づけることです。ひとりよがりにならないということです。学会発表や論文執筆の機会もたくさん与えていただき、論文の書き方についても助言していただきました。冗長な原稿をみていただいたとき、「知ってることを全部書こうとしてはいけませんよ」と言われたことは今も覚えています。有益な助言でした。外から見ると私は笠原教授の愛弟子のごとく見えたと思うし、事実多くを教えられた弟子ではありましたが、教授選のいきさつ、臨床的、学問的方法論の違い、それに先に述べた私の性格もあって、やはり距離のある関係でした。

伊藤克彦先生、笠原嘉先生という二人の師に出会えたこと、しかもこの順序で出会えたこと、つまり患者に対する態度と実践を学び、ついでその実践を学問にすることを学べたことは実に幸運でした。

5　書物から学ぶ

書物から多くを学びました。

私が読み学んだ本はたくさんありますが、ここでは翻訳を通して学んだ例を述べます。

その一つはマスターソンの『青年期境界例の治療』(Masterson, J. F.: Treatment of the Borderline Adolescent. John Willey & Sons, 1972）の翻訳です。われわれがこの本に出会ったのは、境界例という用語がわが国の臨床家にようやく用いられ始めたころでしたが、われわれは患者の問題行動にふり回され、治療に悪戦苦闘を余儀なくさせられていました。そういうときにこの本に出会って大きな衝撃を受けたのです。この本は境界例の病因を発達論から説き起こし、その病理の中心を「見捨てられ抑うつ」と規定し、リミット・セッティングや直面化などのきわめて具体的な治療技法を提示して、われわれに指針を提供してくれました。マスターソン自身は一九七二年にこの本を出版したとき、「恐ろしいほど反響がなかった。この本は時代の先を行き過ぎていたに違いない」と述べていますが、一九七九年に出版されたわれわれの翻訳（『青年期境界例の治療』金剛出版）は、当時としてはかなり高価であったにもかかわらず、わが国の治療者に広く迎え入れられました。これがきっかけでマスターソンの来日が実現し、その後も彼の著書は何冊も翻訳出版されました。私はその後も翻訳にかかわり続け、現在までに精神分析関係の本を、共訳が多いのですが、一〇冊ほど訳しています。

翻訳すると言うことは、おそらくその本のもっとも熱心な読者になって著者の思想をもっとも身近に感得するということでしょう。私はマスターソンを読んで「見捨てられ抑うつ」という言葉が私が日々接している患者たちの体験にぴったりするように思いました。またマスターソンの治療技法の根本にある、患者を「自立した個」と見なす見方にも共鳴しました。個が個であるゆえに経験せねばならない孤独という、私の経験（思い込み）に通じるところがあると思ったのです。（私が漱石を好きなのも、漱石がこのテーマを繰り返し語っているからです）。それまで私は患者を弱者と見なし、治療者である自分は彼らに何をしてやることができるのかと考えがちでしたが、しだいに患者に「あなたはどうするつもりか？」と問う姿勢に変わってきたのです。大きな変化でした。そのきっかけになったのがマスターソンの翻訳でした。

翻訳は、言葉に対する感受性を養う、日本語の特徴を考えるという意味でも有意義です。適切な訳語、訳文を考えることは明瞭な日本語を書く訓練になりました。また英語と比較しての日本語の特徴のいくつか、たとえば日本語においては構造的に主語がなくても文章が成立すること、女言葉と男言葉の違いがあり、女言葉の方が感情表出がしやすいことなどをあらためて自覚し、それらを精神療法の中に生かすことを考えるようになりました。たとえば解釈を主語を明示せずに言うなどです。外国語を一つでも知ることは思考の幅を広げ、自国の言葉と文化の特徴を知る上で有意義と思います。

ただし私は決して英語崇拝をしているわけではありません。むしろ反発を感じているところもあります。一九九一年東京で"Borderline Syndrome"という国際シンポジウムが開かれたおり、著名な境界例研究者であるジェラルド・アドラー（Gerald Adler）氏が来日しました。私もシンポジストの一人として発表したのですが、私の日本語での発表を同時通訳の英語で聞いたアドラー氏は

「面白かった。英語で出版してはどうか、われわれが読めるように」と話しかけてくれました。はじめは私の発表の内容に関心をもってくれたことをうれしく思いましたが、だんだん腹が立ってきました。「あなたが私の言うところを本当に知りたいのなら、日本語を学んではどうか」と言い返したくなったのです。言いませんでしたが。日本人は何世紀にもわたって外国の学問を吸収するために外国語を学んできました。医学においては、中国語、オランダ語、ドイツ語そして英語を。英米人も学ぼうとすればそうすべきでしょう。英語が国際語になっているのは、かつて大英帝国が世界を植民地化したからであって、英語という言語がとくに秀れているからではありますまい。私が翻訳をいつも喜んでしているわけではなく、ときどき腹を立てながらしていることを知っていただきたい。ただし、われわれはアドラー氏の言うところを高く評価し、その著書を翻訳した（Adler, G.: Borderline Psychopathology and Its Treatment. Jason Aronson, 1985. 近藤三男・成田善弘訳『境界例と自己対象――精神分析の内在化理論』金剛出版、一九九八）ことを申し添えておきます。

この大学医局時代（途中精神病院に赴任していますが）が精神療法家としての私の青年期と言えると思います。患者と出会い、患者の謎を不思議に思い、ついでしだいに患者を同一視するようになった時期で、患者と被害者意識を共有するところがあったかもしれません。謎の解明を目指して、精神分析への関心が深まった時期でもありました。師や書物に出会い、そこから学んだ時期でもあります。ただし、学会発表や論文書きはほとんどせず、精神科というせまい世界の中で、患者とのかかわりに没入した時期でした。

二　中年期

1　総合病院という社会に出会う

三七歳のときに大きな総合病院に赴任し、そこでほぼ一六年間働きました。大学医局の頃は、激動の時代であったとは言え、毎日会っているのは精神科の医師と看護師と患者ばかりです。精神科というある意味では閉ざされた世界で暮らしていたわけです。

ところが、私が赴任した総合病院ではほぼ一〇〇人いる医師のうち精神科医は私を含めて二人だけでした。病院管理者の精神科に対する理解も十分とは言えず、病棟に面接室やデイルームを設けるにも困難がありましたし、レクリエーション活動も奇異の目で見られ、ナイト・ホスピタルも院長にさし止められました。病院は治療の場であり、遊んだり働いたりできるようなら退院させろということでした。患者に問題行動があると、危険な患者は入院させるなとも言われました。あるいはこれが社会の常識であったかもしれません。大学医局や精神病院では精神科患者に対する無理解や偏見は、少なくとも建前上、内部にはありません。しかし総合病院では無理解と偏見は日々すぐ目の前にあるのです。部長会の話題は収益の話が多く、科としての売上げの少ないことにいつも肩身の狭い思いをしました。現実の社会に出会ったということでしょう。

それでも外来診療に加えて、他科との混合病棟で強迫症や境界例の入院治療も行いました。入院患者のトラブルや、自傷や自殺企図で救急に受診した患者のことで、ポケットベルで夜中に呼び出されることもよくありました。

2　コンサルテーション・リエゾン活動

はじめは他科からの依頼の中に、精神科医であることを隠して診察してくれというものもありました。主治医から依頼されて小児科の病棟に回診したら、患児の母親から病室に入らないでくれと押し出されたこともあります。自分の子どもが精神科医にかかることを同室の他の子どもやその親たちに知られたくなかったのでしょう。そういう状況の中で、しかし少しずつ病院の中に入りこんでゆくように努め、当時まだ新しい領域であったコンサルテーション・リエゾン活動も始めました。その一つ、腎移植とのかかわりについてお話しします。

腎移植に関して地域での先駆的役割を担っていた泌尿器科からの要請もあって、当時研修医であった尾崎紀夫先生（現名古屋大学精神科教授）とともに腎移植チームに加えてもらって、構造化されたコンサルテーション・リエゾン活動を始めました。腎移植を受ける入院患者（レシピエント）すべてに週一回回診し、必要に応じて生体腎の提供者（ドナー）とも面接し、移植チームの医師と定期的にカンファランスをもちました。こういう経験から学んだことはたくさんあります。他科のスタッフに精神医学的、精神力動的理解を専門用語でなく日常語でどう伝えるかを考える中で、わかっているつもりのことが実は専門用語を知っているだけで真にわかってはいなかったことに気づかされることもありました。

さらに「自己」とは何かについて考える機会になりました。レシピエントはもともと他者のものであった移植腎を自己の体内に受け入れ、自己の身体像に統合する必要があります。レシピエントは移植直後は移植腎を「異物」「機械が入っているみたい」とか、「お母さんの腎臓が頑張ってくれている」「他人の赤ちゃんを預かっているみたい」などと語り、尿量をたえず気にかけ、腹部に手をふれていることが多いのですが、しだいに移植腎が機能するようになって自尿が十分出るようになると、腹部に手をふれることも少なくなります。そして移植腎が自己の身体像に統合されると、もはやそれを気にかけなくなります。健康な人が自分の臓器をいちいち気にかけないのと同じになるのです。

この経験で私は免疫学的な自己だけでなく、心理学的な自己についてあらためて考える機会を与えられました。

また移植腎が自己の身体像に統合されるまでのレシピエントの移植腎に対する態度が、心気症患者やある種の心身症患者の病める身体部位に対する態度と酷似していることに気づき、心気症患者や心身症患者では病める身体部位が非自己化しているのではないかと考えました。精神分析では、神経性食思不振症者はその身体を母親と同一視しているといった主張があります。私はそれまではこの主張はあまりに思弁的だと思っていたのですが、母親から移植を受けたレシピエントがすでに自己の体内にある移植腎を母親と同一視するのをみて、精神分析の主張が納得ゆくようになりました。このあたりの経験を『心身症と心身医学』(岩波書店、一九八六)にまとめました。

もう一つ考えたのは、移植腎は贈り物、まさしく命の贈り物だということです。移植医にとっては移植臓器の提供者が誰であるかは問題ではありませんが、レシピエントにとっては移植腎は提供者【ドナー】の人格を担っている贈り物なのです。ですからレシピエントはドナーの人格が自分に乗り移るのではないかと空想します。たとえば女性のドナーから臓器を提供された男性が、自分は女っぽくなるのではないかと空想する（不安になる）のです。

私は以前から贈り物について興味をもっていました。ときどき患者から贈られる贈り物を受けとってよいものかどうか悩んだのがはじまりで、贈り物にはどんな意味があるのか、フロイトは贈り物についてどんなことを言っているかに関心をもっていました。そこへ腎移植にかかわって、贈り物についてさらに考える機会を与えられたのです。のちにそれらをまとめたのが『贈り物の心理学』（名古屋大学出版会、二〇〇三）という一書です。

3　仕事を世に問う

総合病院に移ってから、二、三の学会に参加して発表したり、論文や本も書くようになりました。大学医局にいた頃は、周囲に何人も研究者がいて情報もおのずと伝わってきましたし、日々刺激され批判されもしましたが、総合病院で精神科医が二人しかいないところでは、精神医学に関する刺激や情報はこちらから求めない限りほとんど入ってこなくなります。また自分の仕事を評価したり批判したりしてくれる人も身近にはいません。さすがにこのままではいけないと思い、自分の仕事を世に問おうと思うようになったのです。四〇歳のときに、笠原教授のお勧めで『精神療法の第一歩』（診療新社、一九八一・『新訂増補版』金剛出版、二〇〇七）という小冊子を出版しました。新人医局員にする入門講義で話していることをまとめたものです。さいわい下坂幸三先生に好意的な書評をしていただくことができて大いに励まされました。

学会発表も二つしました。その一つが日本精神分析学会での「患者からの贈り物」という発表です。発表を聞いておられた小此木啓吾先生から「患者にフラストレーションを与えることを大切と考えているか?」と質問されました。私が患者に欲求満足を与えすぎているように思われて、精神分析の基本原則である禁欲原則を教えようとされたのでしょう。そのときはとまどいつつ「基本的にはそう考えています」と答えましたが、のちに「治療というものがそうならざるをえないことにある哀しみをもっています」とでも答えればよかったと思い、別の機会にそう書きました。このやりとりは私という人間を小此木先生に知っていただくきっかけになりました。その後小此木先生が亡くなるまでさまざまな機会に先生に接し、精神分析をわが国に定着させようとする先生の使命感に深い感銘を受けました。

神田橋條治先生も聞いておられて「精神療法過程での治療者・患者間のやりとりをすべて贈り物と見ることができるのではないか」とコメントしてくださいました。これ以後神田橋先生とはわれわれのセミナーに来ていただいたり、互いに著書を贈ったり贈られたりするようになり、大きな影響を受けました。ただし神田橋先生と私には異質なところもあります。かつて先生から「自分(神田橋)は自分の言うことが相手にどう影響するかをいつも考えている。あなた(成田)は自分が納得することが大切と考えている」と言われたことがあります。そのときは、相手への影響を計算するより自分の納得を大切にする方が誠実なように思えて、ほめられたような気がして、若い同僚にそう言ったところ「それは先生(成田)がひとりよがりってことじゃないの」と言われました。まことにそのとおりで、治療者たるもの自分の言うことが患者にどう影響するかを考えなければならないのはあたりまえのことです。誠実だけでは駄目なのです。

4　本学会とのかかわり

本学会とのかかわりにも少しふれておきます。精神療法を学んでいたので、入局したときから臨床心理の方々とはかかわりがありましたが、本学会との直接のかかわりは一九八七年村上英治先生を実行委員長として第六回大会が名古屋大学で行われたときからです。村上先生から「入会してワークショップをやれ」と言われて入会しました。それ以後——昨年まで何回もワークショップを担当しました。

河合隼雄先生にも、雑誌に論文が並んで載った（精神療法八巻四号　精神療法の深さ、三一〇―三五六頁、一九八二）がきっかけでいろいろお声をかけていただき、雑誌の特集を共同で編集したり、座談会でご一緒したりしました。そのほかにもいちいちお名前をあげることはできませんが、本学会に入れていただいたおかげで数多くの秀れた方々を知ることができました。本学会の一員として学会の急速な発展を目の当たりにすることができて、よい時期に入れていただいたと思っています。

この総合病院時代が私にとって中年期と言えましょう。総合病院という一つの社会と出会い、その中に入ってゆこうと努める過程でさまざまな考え方や価値観にふれ、現実の社会というものを知ることになりました。そしてその社会の中に精神医学や精神療法をどう展開するかを考えた時期でした。それまでの引きこもりから脱け出して学会に参加し、発表や執筆もするようになりました。そのことを通してさまざまな方々と知り合い、多くを学びました。多少とも指導的な立場に立つこともあるようになりましたが、それは自分が加害者にもなりうることに気づかされることでもありました。

三　老年期

1　大学の心理学の教員になる

五三歳のとき、村上英治先生が誘ってくださって当時先生が勤めておられた椙山女学園大学の教員になりました。総合病院の定年（六〇歳）後は女子大の先生になりたいとつねづね口にしていたので、願いがかなったとも言えます。しかし定年まではまだ七年もあったので迷いましたが、あまりの多忙に定年まで勤める自信がなくなっていたところへ、熱心にお誘いを受けて、また精神療法を学ぼうとする若い人たちに自分が今まで得てきたものを伝えたいという気持にもなったので、移ることを決意しました。よい時期に誘っていただいたと思います。大学の教員になってみると、昼間から本を読んでいることもでき、仕事が終われば夜中に呼び出されることもないという、私にとって医者になって以来はじめての生活が始まりました。はじめは極楽に来たかと思いました。地下鉄とスクールバスで通勤していましたが、名古屋に住んでいる方はご存じの「星ヶ丘」というロマンチックな名前の町から女子学生に囲まれてスクールバスに乗ると、本当に「極楽」という名の町があって、そこを通って「竹の山」（竹林の七賢人を思い出させます）のキャンパスに着くのです。

村上先生とも短い間でしたがご一緒に働くことができました。先生は学生にたいへん慕われていて、学生がする合宿などにもいつも喜んで参加されます。私は学生との接触はできれば教室内だけにしたいと思っているので、あるときそう言ったところ、先生は姿勢を改めて「人格的陶冶《とうや》ということがある」と言われました。このとき私は少し怯《ひる》んでしまったのですが、この言葉は今も心に残っています。先生はご自身の人格的影響力が学生に及ぶことをよしとされていたのです。むしろそれこそが教育の本質だとお考えだったのかもしれません。私は自分の人格の影響など学生に極力及ばないように願っています。患者に自分の人格の影響が極力及ばないようにというのは、分析的治療者としては当然の心がけということもあります。しかしふり返ってみると、私が女子大に行ったのはそこに村上先生がいらっしゃったからで、村上先生の人格に惹かれたと言ってもよいでしょう。先生は女子大を定年退職後じきに亡くなられましたが、その葬儀には実に多数の学生、患者、その家族が会葬されました。先生の人格の影響力の大きさをあらためて知りました。

その後、氏原寛先生が私どもの大学に来てくださって、四年間ご一緒に仕事をしました。先生の裏表のないからりとしたお人柄に惹かれ、またその精力的なお仕事ぶりに刺激を受けました。ご一緒にいた四年間に、先生の強いお勧めで本を数冊共同で編集、執筆しました。氏原先生が私どもの大学に来てくださったのは、先生も碁がお好きで、私と碁が打てると思われたからでしょう。碁が役に立つこともあります。

この女子大には八年間在籍し、大学院設立のお手伝いをし、完成年度に退職しました。その後クリニックで診療していますが、また別の大学から誘っていただき、現在も大学院教育のお手伝いもしています。

2　ケースカンファランス

少し話が遡りますが、入局以来精神療法グループのケースカンファランスに二〇年以上にわたって毎週欠かさず出席し、症例報告も何回かしました。このカンファランスは参加者が皆対等の立場で意見を言う場であって、私も若い頃はもちろん相当の年齢になってからもとくに指導者として発言していたわけではありません。患者の立場に立ったつもりで発表者に対して批判的発言をすることが多く、発表者を傷つけることもあったようです。自分が加害者にもなりうることに気づいていなかったのです。だから何人かを傷つけ、恨まれています。

四〇歳半ばを過ぎて、各地からケースカンファランスの助言者として招かれるようになりました。私はこれを「旅芸人」と言っています。放浪の賭け碁打ちになりたいという夢はこういう形で実現しました。フィーをもらってする仕事なのでコメントの仕方を考えるようになりました。そのきっかけの一つは、四〇歳のときにたまたま日本芸術療法学会を見に行って、山中康裕先生がすでに学会のリーダーの一人としてコメントしているのを見たことです。この中学の同級生のリーダーぶりを見て、自分の成長がいかに遅れているかを痛感し、発表者への配慮の必要性を感じたのです。それ以後、助言をどのようにするべきかを私なりに考え、①その患者の利益になるように、②治療者（発表者）の実務家としての成長に役立つように、③参加者（フロアー）に益があるように、の三つをこの順序で循環的に考えるようにしました。助言者である私が自分の知識や洞察力を誇示して自己愛的満足を得たいという気持が働くこともありますが、これは極小になるよう努めました。これを繰り返すうちに、患者と治療者それぞれの気持について、また両者の間に起こっていることについて推測することが少しずつできるようになりました。

ケースカンファランスの参加者のために少々助言をしておきます。初心のうちはただ聞いているだけで何を発言してよいかわからないものです。無理に発言しようとせず、患者の立場になってみたり、治療者の立場になってみたり、あるいは自分がいま発表しているとしたらと考えてみたりしつつ、聞くことが大切です。そのうちに、あそこはどうか、ここはどうかと、わからないところ、気になるところが出てきて、あれこれ質問するようになります。発表者がこの種の質問攻めにあって立往生しているのを見ることはよくあります。参加者として重要なことは極力質問を少なくすること、質問でなく自分の連想、仮説を語るようにすることです。どうしても質問したいときは、その情報がなぜ必要かを説明することです。こうすると、発表者は断片的情報の提供者にさせられるのではなく、ストーリーをともに考える人になることができます。質問は問われている人に内在するつもりで問い、問われている人にその質問が自問のようにきこえるというのが理想です。ひとり言のように、どうしてかな？　とつぶやくのがよいと思います。治療者としてある程度上達してくると、発表者のまずいところがよく見えるようになります。これでは患者が可哀想だと義憤を感じて発表者を非難、攻撃する人もあります。こうなると発表者は自信を失うか、感情的に反発するかして、ますます治療が下手になります。もう一歩上達すると、発表者のよいところ、それも当人が必ずしも気づいていないよいところが見えるようになるものです。患者に対しても同様でしょう。

3　スーパービジョン

スーパービジョンは四〇歳頃から始めましたが、教員となってからはこの仕事に費やす時間が増え、現在まで二十数年間に八〇人を超える方々に行ってきました。頻度は毎週または隔週で、期間は三年から四年の方が多く、長い方は六〜七年です。

スーパーバイザーとしての私の基本的姿勢は指導するというより、同僚として相談に乗り助言するというコンサルタント的姿勢です。「傭われコーチ」という感覚でやっています。スーパーバイジーからは、「師になろうとせずコーチ役」とか「あなたはあなた、私は私という姿勢」とか言われます。やはり距離があるようで、ときには冷たいと感じる方もあるようです。こういう私の姿勢は特定の師のふところにとび込むことなく生きてきた私の生き方に、また他者の介入を侵入と体験しやすい私の性格によるものかもしれません。私としては、精神療法という、絶対の真理に到達することの困難な領域では、またスーパーバイザーと言えども治療の責任はとりかねるのですから、コンサルタント的姿勢になるのは当然と考えています。

同時に、スーパービジョンでもっとも大切なのは、スーパーバイジーが批判を恐れることなく自身の経験や気持を自由に語れる場を作ることだと思っています。そういう場がどうしたらできるのかわかりませんが、私自身ができるだけ心を開いていることによって条件を整えるということでしょうか。その中で私が伝えたいと思っていることを列挙してみると、

①われわれは人間の心という大きな不思議なものに向かい合っているのだという畏れの気持と、それに対して一人の人間としてごまかしなく誠実に向き合うこと――これはわかっている人にはいまさら口にするのは気恥ずかしく、わかっていない人にはいかんとも伝え難いことのようですが。

②患者を自立した（自身の問題を直視し自ら対処しうる）個（になりうる人）と見なすこと。
③患者の話をよく聞き、患者のストーリーを浮かび上がらせること。
④患者のストーリーの中で不思議に思えるところを見出し、率直に不思議だと言明すること。
⑤患者と治療者（あなたと私）の間に生じることにいつも心を開いていること。

などです。

ヴォルマー（Vollmer, G.H.）とベルナルド（Bernalde, R.）はスーパーバイザーの役割として

①スーパービジョン・プロセスをマネジメントすること。
②同一化のモデルとなること。
③技術、理論を教えること。
④組織の中での評価をすること。

の四つをあげています。

マネジメントについては私なりに努力していますが十分とは言えません。私の受持患者の状態や学校の仕事で急にキャンセルをお願いしたこともあります。

同一化のモデルにはある程度なっているようです。スーパーバイジーから、患者に言う言葉が成田の口うつしであることに気づいたときどき言われます。口調やジェスチャーが似てくることもあるようです。ただ私の場合、スーパーバイジーの同一化はそれほど著しくないのではと思い、ありがたく思っています。

理想化されていると思うこともあります。何の強制力もないところに私のスーパービジョンを求めてこられるのだから、そもそもはじめから理想化が働いているのでしょう。またとくに遠方から来られる方には、私との経験をよいもので大きな負担に値すると思いたい気持が働くのだと思います。(外国に留学した方が彼の地の経験をよきものと語るのにも同じ心理が働いているのでしょう)。

スーパーバイジーが私を理想化し、その理想化された姿に近づこうと努めているのだなと思うこともあります。理想化されることはさまざまな気持を生じさせました。自己愛的満足がなかったとは言いませんが、一方で何か落ち着かない気持、理想化を早く壊さねばという気持になりました。のちに思うに、そんなことをしなくてもそのうち正体があらわになるに決まっているのですから、理想化を早く壊そうなどと思うところに、私の自己愛の処理が不十分なところが現れているのでしょう。

技術を教えることについては、介入の具体的仕方を私ならたとえばこう言うという形で伝えています。「正直に言えばよいのですね」とよく言われますから、たぶん私は正直なのでしょう。理論については、精神分析の最新の理論を教えることは私にはできないので、ごく基本的な考えを伝えるにとどまっています。

組織の中での評価については、する必要がなかったのでしていません。

スーパービジョンの期間中に成長されたと私が思う方は何人もありますが、そういう方に私が何をしたかと考えると、ほとんど何もしなかったような気がします。その方にとって必要かつ適切な時期にスーパービジョンを求められたことに大きな意味があったのでしょう。あるスーパーバイジーは「ひとりで考えているとあまり進まないが、ここにくるといろいろ気がつく」と言い、またある方は「先生（成田）があまり何も言わないので手を抜いているのかと思うが、私の中にいろいろな考えや気持がわいてきて、それを話している自分がいる」と言われました。またある方が、「先生のやり方を取り入れるようになってから私の患者はよく治るようになりました」と言うので、私が喜んで、どういうところを取り入れたのかと訊くと「まあこのくらいでいいんだという姿勢です。私も患者も楽になりました」という返事でした。これはほめられたのか揶揄されたのかわかりませんが、治療者の強迫性を和らげるのにスーパービジョンが役立ったのでしょう。

私がスーパーバイジーの報告を聞き、「ウン」とか「ハア」とか「そりゃよかった」とか言っているうちに治療が進み、スーパーバイジーもどんどん上達するというのが私の理想です。幸運に恵まれればこういうこともあります。

スーパービジョンについては以前に書いたもの（「スーパービジョンについて――私の経験から――」精神分析研究四四巻三号、二五〇−二五七頁、二〇〇〇）も見ていただければ幸いです。

心理学の教員になってからが私の老年期と言えるでしょう。自分の得てきたものを若い世代に伝えるということが主な仕事になりました。それは自分の学んできたことをあらためて自覚し言葉にすることでもありました。心理系の大学と言う今まで知らなかった世界に入ったのですが、精神療法という世界は共通していて、ある意味では仕事が本来したかったことに限定されてきたとも言えます。教員の仕事に加えて、クリニックでの外来診療も行っていますが、総合病院時代よりは多少ゆとりをもって仕事をさせてもらっています。ただし、精神療法についての私の基本的考え方、すなわち患者に自立した個であることを一貫して期待するということが、患者の質の変化によってこれからも通用するかどうか疑問に思うこともありますが、もうすぐ引退するわけですから、それまではこの考え方に殉じようと思っています。

4　ふり返って思うこと

ふり返って思うことの一つは、頑健とはとても言えない身体でこの年齢まで「よく働いてきたな」ということです。家族や同僚に支えられてきたのだと思います。

もう一つは「運がよかった」ということです。よい順序でよい師や先輩や若い人たちに出会うことができ、よいタイミングで職場とテーマに恵まれました。

中心・主流でないもの、辺縁にあるものに関心をもち、かかわってきました。強迫性障害、境界例、心身症など私が多くみてきたのは、いずれも当時精神科医が関心を向けることの少ない領域でした。精神療法とくに精神分析はアウトサイダーの学問であり、コンサルテーション・リエゾン活動をする精神科医は現在でもごくわずかしかいません。

新しく始めることにもいくつかかかわってきたようです。いくつかの学会の設立、大学院の設立、クリニックの開設、セミナーの創始などにかかわってきました。そこで積極的にリーダーになるというより、そういう状況の中に受身的に入っていったという感じです。しかし組織ができてしまうと関心が薄らいでしまうのです。シゾイド的性格のゆえか共同体の儀式や社交をわざとらしく感じたり、組織の中心的メンバーとして責任をもつとともにある種の力をふるうということを回避してきたように思います。

学問にせよ、組織の中の仕事にせよ、「まあ自分はこのくらいでいい、自分にできることはこのくらいだ」と思って退いてしまうのです。これがなければもう少し大成していたかもしれません。しかし、学会賞もいただいたのだから、これでよしといたしましょう。身に過ぎた人生だったかもしれません。

カニは自分の甲羅に合わせて穴を掘ると言いますが、私も自分の性格に合わせて穴を掘ってきたようです。

最後にシゾイドと分析家についてのマックウィリアムズ（McWilliams, N. : Psychoanalytic Diagnosis : Understanding personarity structure in the clinical process. Guilford Press, 1994 成田善弘監訳、神谷栄治・北村婦美訳『パーソナリティ障害の診断と治療』創元社、二〇〇五）の言葉を引用して私の弁明に換えます。

マックウィリアムズはこう言っています。


「私は読者に、シゾイドの人は冷たいとか他人に配慮しないとかいう印象は与えたくない。彼らはほかの人たちに非常に配慮することがあるが、しかしそれでもなお、防護のための個人的空間の維持を必要としているのである。実際、心理療法という領域の職業に惹かれる者もいるが、そこで彼らは自分のこの上ない敏感さを他人に貢献する目的で安全に用いるために差し出すのである。（中略）親密さと距離をめぐる葛藤をもつ人たちは、分析という職業に、すなわち自己をカウチと解釈の中立性の陰に隠したまま、誰にもまして親密に他人を知るという機会を提供してくれる仕事に惹かれる」のだと。

終わります。聞いてくださってありがとうございます。

逆転移を通して学ぶ

本稿はやはり平成九年度に日本精神分析学会からいただいた学会賞の受賞講演である。分析学会は学問的にもまた運営に関しても私がもっとも深くかかわってきた学会であり、その学会から学会賞を頂いたことはたいへんうれしくありがたいことであった。私がはじめて本学会に参加したころは、主要メンバーは慶應義塾大学と九州大学の出身者に限られていて、その「ギルド」に属さぬ私などにはとうてい口をはさめぬ雰囲気であった。それからほぼ四〇年、学会はしだいにひらかれたものになり、両大学出身以外の方々の参加、発言もふえてきて、ついには私のような者が学会賞をいただくことになった。

本学会は外から見ると閉鎖的な印象を与えがちのようだが、私のような者に学会賞を与えるだけの度量をもった、ひらかれた学会である。心の深みへの関心が失われつつあるかに見える昨今、本学会の果たす役割はますます大きくなると思う。

司会を引き受けてくださった市田勝先生は私の長年の共同研究者であり友人である。私に輪をかけたシゾイドで、大舞台での司会などさぞ嫌であったろうが、私のために引き受けてくださった。感謝している。

名誉ある賞をいただいてたいへん光栄にかつありがたく思っております。会長をはじめ選考委員の方々、運営委員の方々そして会員の皆様に深く感謝します。またただいまは市田勝先生より心のこもった御紹介をいただいて恐縮です。市田さんは長年ともに学んできた友人で、本学会においても一緒に仕事をしてきました。というより市田さんが私を助けてくださったというべきでしょう。

その市田先生に司会をしていただいて本日の講演ができますことをうれしく思います。

私はすでに本学会で自分のことをふり返るような話を何度もさせていただいています。いわば鶴女房のようなもので、わが身を削って話をしているわけですが、私の場合はわが身を削ったからといって美しい反物ができ上がるわけではありません。ただ経験を御報告するだけになってしまいます。本学会創立五〇周年記念シンポジウムのおりに「精神科医として精神分析を学ぶ」という表題で私のいわば外的履歴書のような話をさせていただいたので、本日は「逆転移を通して学ぶ」という表題で私の内的履歴書の一部をお話ししたいと思います。

はじめに

臨床医としての、また精神分析的精神療法医としての経験をふり返ってみると、私が本当に患者のことが理解できたと感じたのは、あるいは理解せざるをえなかったのは、私の中に生じてくる患者に対する感情を自覚すること、そしてそれについて考えることを通してでした。よく言えば逆転移を治療的に利用したということになるのでしょうが、利用したと言うより、逆転移を通して患者のことを、そして私自身のことをわからされたと言った方が当たっているように思います。

ここでは、私が精神科医としてかかわることの多かった強迫性障害および境界例の患者との経験をふり返りつつ、そこから私が何を感じ、何を考えたか、そして何を学んだかをお話ししてみようと思います。

一　「自己完結型」強迫性障害患者と逆転移

精神科医になって精神療法に取り組んだおそらく最初の患者が強迫症状を主訴とする若い男性でした。そしてその後強迫性障害患者を多くみるようになりました。たまたまはじめに担当した患者と同種の患者にその後多くかかわるようになるということは、多くの臨床家が経験していることでしょうが、私の場合強迫性障害患者を多数みるようになったのは必ずしも偶然ではなく、私の中の何かが患者によって呼び醒まされたからだろうと思います。

その患者は高校生の男の子でした。彼は商家の長男として生まれ、両親から将来を嘱望されて育ちました。小学生の頃から几帳面で完全主義的で、学校の成績はよかったのですが、身体が弱く、運動が苦手で、友だちの中に溶け込めず、ひとりで宇宙の神秘などについて考えることが多かったと言います。ある有名中学に入学しましたが、やはり友だちづき合いがうまくゆかず、「弱肉強食のこの世界」で生きてゆくには「一流大学に入り、他人のなかなかなれない学者か教授になるしかない」と思い、勉強一本槍で進むことにしました。中二から中三にかけての春休みに無理な勉強がたたってか肺炎にかかり、二週間ほど寝込んでしまい、高校入試に大切な時期に勉強ができなかったのでたいへん不安になりました。中三の春に登校しましたが、まわりの同級生が大人に見え、「まるで別世界に来たようで、自分だけ取り残された気がした」と言います。

この頃から、鉛筆の持ち方、教科書の文字の形、挨拶の仕方（「おはよう」に「ございます」をつけるかつけないかなど）が気になり始め、書くことや読むことに非常に時間がかかるようになり、人づき合いも一層困難になりました。また、気になることを頭の中でくり返し考えてしまうようになり、成績も低下しました。それでも高校はかろうじて進学校に入学しましたが、強迫症状が増悪し、将来への不安、焦燥が高まって、それまで隠していた症状をはじめて母親に打ち明け、両親に伴われて受診しました。青白い神経質そうな顔をしたやせた青年で、学校では孤立しているようでしたが、本人は孤独を訴えるのではなく、「現代の教育制度が悪い」などと学校や社会を批判していました。「一流大学に入り、他人のなかなかなれない学者か教授になる」という高い理想をもっていましたが、それに今の現実の自分が届かないことに劣等感、不安、焦りを感じて、自己評価が揺れ動いていました。

この例はわれわれが「自己完結型」と呼ぶようになった例です。

私どもは一九七四年に「強迫神経症についての一考察――『自己完結型』と『巻き込み型』について」[6]という小論を発表しました。これは必ずしも精神分析的な論文ではありませんが、人間関係という視点から強迫神経症の精神病理や治療論を論じたもので、患者の発症状況や横断的特徴だけでなく、個人を時間軸の中において、環境との相互関係の中で発達してきた歴史的存在と見なす視点をもち、そこから、難治とされていた強迫神経症を理解しその治療の壁を破る手がかりを得ようとしたものです。われわれは自験例を持ち寄り、そこから「自己完結型」と「巻き込み型」という二つの群をとり出しました。

この論文については、井上洋一先生が[5]『精神科臨床のための必読100文献』という本の中でたいへん好意的な解説を書いてくださっています。論文の主旨や位置づけがよくわかりますので、参照していただければ幸いです。

第一群の「自己完結型」の患者は男性が多く、症状にひとりで悩み、症状のためにますます孤立してゆきます。また自己の価値観に規定された秩序に対象を組み込んでゆく傾向があります。たとえば患者の極端な上昇志向的価値観に合致する人物（「一流大学の学生」など）は清潔で神聖となり、そこからはずれる人物（「肉体労働者」など）は不潔となります。彼らは幼児期から両親に過保護、過干渉を受け、そういう環境の中で狭い価値観にしがみついてその中での自己の地位の上昇に執着せざるをえないようになっています。弱々しく未熟で社会化されない自己と、独自の価値観や人生設計をもってそれに固執し、完全を期さないと不安になるという矛盾を抱えていて、発症は思春期の進路選択や受験の失敗などその価値観の中での挫折と関係しています。

この患者と出会った当時、私は精神医学の世界に入ったばかりで、将来に向けて漠然と抱いていた精神科医としての理想像と、まだ知識も能力も乏しい現実の自分との距離が大きく感じられ、自意識が高まり、自己評価が揺れ動いていました。こういう私の状態と彼の状態とは似ていないこともなかったのです。また当時の私は「価値意識」とか「ライフデザイン」ということに関心をもっていたので、そういう問題が彼の中に現れていると思って興味をもちました。のちに考えると、「価値意識」も「ライフデザイン」もどう生きるかという私の青年期の課題に深くかかわったもので、私はその課題を非個人化し、知性化して解決しようとしていたのでしょう。そしてそういう自分を患者の中に見出していたのです。患者も私も個人的経験を非個人化（一般化、抽象化）し知性化するという防衛をしていたのです。

強迫的性格特性のゆえか、彼は周囲から好かれていませんでした。「お高くとまった、気むずかしくくだけたところのない、つき合いにくい人間」として避けられているようでした。私も彼のことをそう感じはしましたが、しかし同時に、そういう彼が内心孤独を抱えていることがわかるような気がしました。この世界に自分だけが異質な存在として放り出されている。それゆえ不自然でぎこちなくならざるをえない。孤独の中に潜むこともできず、そこから抜け出して人々の中に入ってゆくこともできない。孤独をさらしつつ人々の間に立ちまじるということができない。彼はそういう人間なのだと思ったのです。

まさしくこれは当時の私自身の気持でもありました。ふり返ると、私が彼をどれほど同一視していたかが見えてきます。運動が苦手、人づき合いがまずい、宇宙の神秘に惹かれる、子どもの頃から私自身そうでした。この原稿を書いていてあらためて気づいたのですが、私も商家の長男であり、それなりに親の期待を受けて育ちました。中三の高校入試直前のときに腹膜炎で一ヵ月ほど入院したこともあります。

患者への同一視は私に限らず精神療法を始めたばかりの初心の治療者には生じがちなことのようで、私のところにスーパービジョンを受けに来られる初心の治療者が最初にもってこられる症例に同一視していることがしばしばあります。しかもスーパービジョンの中で、その同一視が治療者が自覚していた以上に深いものであることがわかってくることが多いのです。

強迫性障害患者の治療ではフロイトも患者に同一視していたようです。小此木啓吾先生はフロイトのネズミ男の論文と残されている治療記録を対照、研究して、「フロイトの分析過程を知れば知るほど、ネズミ男に関するフロイトの論文は、フロイトがネズミ男を通して自己を語ったというべきか、とにかくこのようなフロイト＝ネズミ男の一体感があまりに強烈である」と述べておられます(8)。またオオカミ男（ウォルフマン）の治療について「フロイト自身もウォルフマンの傾倒に対して逆転移を起こし、ウォルフマンを取り込んでしまう」と述べ、さらにフロイトとオオカミ男が「世の中に受け入れられないもの同士として共感すら分かち合っているようにも見える」と書いておられます(9)。

私が私の患者に対して感じたものもまさしく「世の中に受け入れられない者同士として共感を分かち合う」という気持でした。患者の中にかつての、またいくばくか当時の自分を見ていたのでしょう。そしておそらくこの気持は私が精神科医それも精神療法医という職業を選択した動機の一つであると思います。

もっとも私は共感ばかりしていることはできませんでした。患者が語るライフデザインが尊大なものに感じられて、それを彼に分からせなければならないとも感じていました。あからさまに言えば「実力もないくせに何を思い上がったことを言っているのだ」という気持があったのです。私は私自身に向かってこう言っていたのだと思います。「おまえがそんなに孤独なのはおまえが傲慢だからだ。おまえの孤独は自ら求めているのも同然なのだ」と。

私は彼の中にスキゾイド傾向を見ていたのだと思います。フェアバーンはスキゾイドの特徴として万能感、孤立と離脱の態度、内的現実への没入をあげていますが、この三つの特徴は男性の強迫性障害患者にもしばしば見られます。彼らはそのパーソナリティの中核にスキゾイド的傾向をもち、その周囲に強迫的傾向をはりめぐらしています。学童期には強迫的防衛が成功していますが、思春期・青年期に入って対人希求と忌避の葛藤が深まると、強迫的防衛のある程度の成功によって形成されていたパーソナリティの外層が破れて、その奥にあったスキゾイド的傾向が露呈するのでしょう。

真性のスキゾイドは人間的で直接的な現実世界から撤退し「内面に亡命」します。つまり自分の殻に閉じこもり想像の世界に逃避します。これに比べて、強迫性障害の患者は内面への亡命に必ずしも成功していません。亡命しそこに沈潜するには彼らの内面は激しい感情にあふれ、不安定で人間的すぎます。彼らはやむなく外界の現実にとって返し、外界に彼らの秩序を強制してそこに完全域を確保しようとしますが、外界もまたきわめて不安定であって、彼らの強迫的方策をもってしても必ずしもコントロールできるわけではありません。彼らにとって内界も外界も安全に生きられるところではないのです。こういう彼らの苦境が私にはわかる気がしました。同一視のおかげでしょうか。

強迫性障害患者の病前性格にスキゾイドが多いとしているのは私の知る限り平田一成のみです。平田[4]は「強迫体験者の病前性格は必ずしも強迫傾向を示すとは限らない。従来の見解のように、強迫性格を基盤としているものは、うつ病と診断されるような場合に多い。したがって特定の人格を求めることでは疾患を究明し得ない。強迫体験者の性格は分裂気質という場合が多い」と述べています。また近年の実証的研究では強迫性障害の病前性格には強迫性格のみならずさまざまなものがあるとされているようです。

患者に対する私のこういう同一視が治療にどう影響したかを評価することは私には難しいことです。もちろん私は、自分が患者と同質の（と思われる）ものを抱えていることを面接場面で口にしたわけではありません。また患者が私の同一視に気づいたとも思いません。ただこの同一視を通して、硬い強迫の殻の内側にあった患者の脆弱性が見えてきて、はじめ強迫の殻を壊したいと思っていたのが、しだいにその殻の内側の彼の孤独な魂を包みたいと思うようになりました。こういう私の気持の変化が、患者が自身の弱さを、つまり自分が人間であることを許容できるようになることを促したのだろうとは思います。そして私自身も、その後の何人かの強迫性障害患者とのかかわりを通して、自身の弱さに少しずつ気づき、それを認めることができるようになってきたと思います。

二 「巻き込み型」強迫性障害患者と逆転移

その後しばらくして、上述の患者とは違った特徴をもつ女性例を経験しました。

患者は三〇代の女性です。八歳のとき父親が事故死しています。高一のとき母親の男性関係を知ってショックを受け、その頃から針恐怖が出現し、尖った光るものを見ると「針ではないか」「刺さらないか」「大丈夫か」などとしきりに母親に保証を求めることがありました。二〇歳の頃会社の上司と「あやまちを犯して」退職し、その後スナックに勤め、何人か年長の男性と関係をもちました。しだいに針恐怖がひどくなり、ある精神科医を受診して一〇年余にわたって治療を受けました。その医師に対しては「自分をさらけ出して、安心させてもらいに行っていた」とのことです。三二歳のとき、その医師の転勤を契機に治療を「卒業」し、相前後して見合い結婚をしました。はじめは夫には症状を隠していましたが、出産後がまんできなくなって夫に打ち明け、保証、確認をひっきりなしに求めるようになって、家事も育児もできなくなりました。患者の確認要求への対応に疲れ果てた夫は、結局子どもをつれて別居することになりました。そして彼女はもう一度精神科医にかかろうと私のところを受診しました。

初期の面接はほとんど保証、確認の要求で埋められ、深まりませんでした。面接時間外にもしばしば電話がかかってきました。私は患者の執拗な確認要求に辟易し、また彼女のふるまいが幼児的と感じられたり性愛的と感じられたりして困惑しました。

この例はわれわれが「巻き込み型」と呼ぶようになった例です。

この型の患者は女性が多く、不安を自分ひとりで解消することができず、不安解消に他者を巻き込みます。症状の広がりも患者からの心理的距離の近い人や場所に比較的限定されています。彼女たちは幼児期の体験については「かまってもらえなかった」と不満をもって回想し、情緒的交流には乏しいものの、しっかりした勝気な自己をもって何とか思春期状況を通過しますが、成人期に入り、異性との関係、結婚、妊娠、出産といった親密性の確立が直接問題となる時期に発症します。

巻き込まれる他者ははじめは不安を減少させますが、やがてその他者が新たな不安をもたらすようになってゆきます。

こういう「巻き込み型」の患者との治療関係について当時の私[6]はこう書いています。

「このような巻き込み関係に入ると、患者は治療者に面接室外での接触を求めるなど強く依存しながら、一面非難、攻撃するといった態度が見られ、治療者は困惑したり、逃げ出したいと思ったり、ときには憎しみすら感じたりして、それらを適切に処理することは容易でない場合がある」。

当時まだ経験の浅かった私が自分の逆転移をあらわに述べているようで恥ずかしく感じますが、患者とのかかわりを重荷に感じていました。のちに考えると、「巻き込み型」という概念を作ったこと自体、私が対人距離が近くなることへの恐れを抱いていることとの反映かもしれません。対人距離の近い人なら、巻き込みをとくに不自然とは感じないかもしれないからです。またこういう逆転移は境界例の治療において初心の治療者が感じることと共通しているように思います。

われわれがこういう症例に取り組んでいた一九七〇年代はじめは、境界例という概念がわが国の精神医学界でようやく認められつつある頃で、私自身もその概念に大いに関心をもっていましたが、この論文を書いた時点では「巻き込み型」の強迫を境界例としたわけではありません。しかし私はしだいに、この型の病理は境界水準の病理だと考えるようになりました。「巻き込み」は境界例の万能的コントロールといえるかもしれません。ともあれ私の境界例への関心は「巻き込み型」強迫への関心から始まったのです。

三　境界例治療における私の姿勢の変化

境界例患者に対して私ははじめは何とか力になってやりたい、助けてやりたい、救ってやりたいという気持になりました。彼女らの接近に当惑しながらではありますが、彼女らの語る不幸な人生に同情し、「人間と人間としてのかかわり」を求める彼女らに応えたいと思ったのです。私自身青年期のさなかにあり、青年の潔癖さで、役割や地位ではなく人間と人間として他者とかかわりたいと望んでいたところもありました。もともと対人関係が苦手で人と距離をとりたいと思っていたのですが、青年期に入って他者との関係を希求するようにもなっていたのだと思います。今思うと、近づくのが怖いがしかし近づきたくもあるという私の中の葛藤を彼女たちが刺激したのでしょう。

こういう患者の入院治療を行っていたとき、看護記録を読むと患者の問題行動がいろいろ記述されていて、看護スタッフの目が患者に対して冷たいと感じることがよくありました。また患者の語る生活歴からは、患者が家庭においても、学校においても、職場においても、また前治療者からも、そしていま・ここの看護スタッフからも大事にされてこなかった、見捨てられてきたのだと感じられました。当時私自身同じように感じていたのでしょう。世の中に自分をわかってくれる人はめったにいないと。これは私がしばしば陥りやすい感じ方なのですが、とくに当時大学医局の中で非主流の小さなグループに所属し、日々疎外感を感じていたことも重なっていたのかもしれません。

私はかなり熱心に患者とかかわりました。面接時間を延長し、自宅にまでかかってくる電話にも応じ、ときには電車に飛び込みそうになった患者を駅まで迎えに行ったりしました。しかしそのようにかかわったからといって患者は安定するわけではなく、ますます要求を増大させ、それに応じきれない私を攻撃するようになりました。私はしだいに患者から医師としての役割を超えたことを求められていると感じて重荷に感じるようになりました。こんなはずではなかったという気持になって、患者を見放したいとさえ思いました。しかし精神療法医を志していた私には患者を見放すこともできず、しだいに「どうしてよいかわからない、どうすることもできない」という無力感に陥り、ついには「悪いのはやはりおまえだ、おまえのような人間は皆に見捨てられて当然だ」という気持にさえなりました。つまり「力になってやりたい、助けてやりたい」と思う「よい」治療者であった私が、「悪いのはおまえだ」と患者を見捨てる「悪い治療者」に変わってしまったのです。のちにこういう気持の変遷は必ずしも私だけに起こったことではなく、境界例とかかわる初心の治療者にしばしば起こることだと知りましたが。

私はこういう経験を通して境界例の病理について、とくに投影同一視による他者変容について学んだのです。学ばざるをえなかったといった方がよいかもしれません。私は精神分析理論についてはほとんど独学で、経験を重ねつつ書物から学ぶということの繰り返しでした。書物を読んで、今自分が経験していることはこれなのかと思うことが多かったのです。理論が経験に先立って入ってくる、あるいは経験とは別に頭から入ってくるというのではなく、いわば身体で気づかされたと言えます。ただ独学ゆえに、基礎的知識が欠けていたり思い違いがあったりして、今も劣等感がありますが。

「お前のような人間は皆に見捨てられて当然だ」というのは、つまり、患者の不幸の原因は患者

（の病理）にあると言っていることになります。こう感じるようになって私は患者の病理を「治療」しようと思うようになり、今までより患者から距離をとり、病的と見えるところを患者に指摘するようになりました。しかしこういう私の介入に対して患者は「先生は私が悪いと言うのですか」などと反発し、治療関係は不安定になり、自傷行為や薬物過量服用が増え、結果として私は患者のしでかす困った行動への「対処」に追われることになりました。私はやむなく対処の仕方を考えるようになり、その手始めにまず患者が困った行動をした直前のいきさつを聞くようにしました。その過程で、彼らの困った行動が実は患者自身言葉にしにくいモヤモヤした感情を処理しようとする対策であり、ときにはいっそう破壊的になることを防ぐ効果もあることに気づきました。つまり患者の困った行動が実は患者なりの適応の努力とも見なしうることに気づいたのです。こう考えるようになって、私の患者に対する見方は「困ったことをしでかす人」から「ハンディキャップ（不安耐性の低さ、感情や衝動のコントロール能力の乏しさなど）をもちながらも適応に向けて苦闘している人」と変わり、治療者の仕事はそういう患者を「援助」することだと考えるようになりました。つまり境界例に対する私の姿勢が「不幸な患者を救助しよう」→「病気の患者を治療しよう」→「困ったことをする患者に対処しよう」→「適応に苦闘する患者を援助しよう」と変わったのです。[7]

これはこれでよい方向の変化であったと思います。ただこのあたりから私は患者から「先生は距離をとりますね」とか「先生は本（私の著書）に書いてあるほどやさしくないですね」と言われることがあるようになりました。患者は「それがかえってよかった」と言ってくれることもありますが、そこに彼らの失望や幻滅が含まれていることは間違いありません。私の姿勢が「人間と人間としてかかわろう」という姿勢から「治療者としての役割を守ろう」という姿勢へと変化したのでしょう。これは情緒的かかわりを強く求めてくる患者に対する私の防衛の発展とも言えるでしょうし、もともとの性格がようやく表れたとも言えるでしょう。

四　スキゾイド心性

フェアバーン(2)は、スキゾイドの人々は情緒的な意味で与えるという行為がかなり苦手で、この困難を(病的に)克服しようとしてさまざまな防衛技術を学ぶが、その代表的なものとして①役割を演じるというやり方と、②自己暴露的なやり方があるとしています。

フェアバーンを引用しつつ相田信男先生(1)は「治療者におけるスキゾイド傾向、ことにそのひきこもりは、患者たちとの間で微かにだがときに出没する関わりの希薄さ、また微妙に拒絶的な態度として現れると、私は経験している」と述べ、さらに「こういったひきこもりは(中略)ある種の患者から直接指摘されることによって、治療者により意識的、自覚的に認識されるようになる。無論そうなることこそ望ましい」と述べておられます。私にも当てはまると思います。

もう一つの「自己暴露的なやり方」については、私が本学会でさせていただいたいくつかの講演(本日のものも含めて)を聞いていただけば明らかでしょう。

治療場面でも私は患者によって私の中に生じてきた気持や考えを比較的率直に語る方だと思います。スーパービジョンで私がスーパーバイジーに「私ならここではこう言う」と言うと、「正直に言えばよいのですね」とよく言われますから、多分私は正直なのでしょう。ただし私が表出するのは患者によって私の中に生じてくる気持であって、私の背景や歴史や、まして自身の心の傷などを語るわけでは決してありません。

ふり返ってみると、私は強迫性障害や境界例の患者とかかわりつつ、そこで生じてくる自身のスキゾイド心性について気づかされてきたことになります。そしてそれと併行して、治療の焦点が症状の消失からしだいに性格特性の同定とその変化へ、その奥にあるスキゾイド心性の理解へと移ってゆきました。私がかかわった患者の何人かは自身の性格特性や心性にある程度気づき、それを和らげました。治療の終盤に彼らが語ってくれた言葉のうち私の心に残っているものをいくつか拾ってみます。「自立しないといけないと思っていたが、先生に依存が下手だと言われて、あー頼ってよいのだと思うようになった」「何か生き方全然知らなくて、ぽっと生まれた赤ちゃんみたいな感じ」「非常に大きな不思議な体験をしました。人から与えられるものを受け取ることができるようになりました。今はこれで十分です」。

患者たちは私との面接の中で、治療開始時には予想しなかった経験をし、期待しなかった気づきを手に入れているようです。そして私にも同様のことが起きています。

五　精神分析的治療について

精神分析的治療で何が得られるかは、実は治療が終わるときにはじめてわかることのようです。患者は面接を通じて、自分が本当に言いたいことが言えた、そしてそれをわかってもらえたという経験をもつようですが、自分が本当に何が言いたかったかは、聴く用意のある人間に向かってそれを語り終えたときにはじめてわかるもののようです。治療者もまた患者とのかかわりを通じて、患者理解を深めるだけでなく、自身についての気づきを深める、あるいは深めざるをえなくなります。それは治療開始時に両者が予想し期待していたこととは異なることも多いのです。患者も治療者もどのような気づきに到達するかを治療開始時に言うことはできないのです。

哲学者内田樹氏(10)は『先生はえらい』という中・高校生向けの著書の中で、教育と師弟関係について述べ、「ものを学ぶというのは定額の対価を投じれば相当額の商品が出てくる自動販売機を利用することとは違います。真の師弟関係において、学ぶ者は自分がその師から何を学ぶのかを、師事する以前には（あるいは師のもとを去るまでは）言うことができないのです」（（　）内は著者の別の文章からの筆者による挿入）と述べています。

この『先生はえらい』という本は、かつて私のスーパーバイジーであった中年の女性の精神科医の方がスーパービジョンの終結にあたって私に紹介してくださった本です。その先生がスーパービジョンから、当初予想していなかったものを学んだという意味で紹介してくださったのだろうと思います。ただしこの本には、師がたとえただのボケ老人であっても、弟子に学ぼうとする欲望がある限り奥義が会得できるとも書いてありますので、私に紹介してくださった意味はよく考えなければなりませんが。

精神分析的治療における治療者と患者はもちろん師弟ではありませんが、しかし分析的治療の過程そのものを師と考えることができるでしょう。患者は自分が何を知らないのかを適切に言うことができない状態でやってきます。治療者は患者に自らが謎を蔵していることに気づかせ、それを知ろうという欲望を生じさせなければなりません。そしてそのためには治療者も自らの謎への関心をもち続けることが必要なようです。ここまで述べてきて、私が精神分析的治療者を志したもう一つの動機が謎解きへの興味だったことに改めて気づきました。

私は中学生の頃からドイルのシャーロック・ホームズものの愛読者でした。また高校生の頃、フロイトのグラディーヴァの論文と小説グラディーヴァがいっしょに入っている本を読んで謎解きの面白さに魅かれたのも、精神分析を学ぼうと思った動機の一つです。フロイトは、スフィンクスの謎を解いたオイディプスや夢の謎を解いて宰相となったヨセフに同一視しているように、謎解きに大いに関心をもっていました。そしてホームズものを読んでいたようです。私は以前『ヒステリー研究』のカタリーナの症例(3)を読んだとき、それがホームズの短編によく似ていると思ったことがあります。「カタリーナ」では、フロイトが休暇をとって山小屋で休息しているときに、若い娘のカタリーナが訪れて症状を訴え、フロイトはその謎を解きます。ホームズものの短編にも、今その表題を思い出せませんが、ホームズが休暇をとって山小屋に行ったときに若い女性の依頼者が訪れ、ホームズがその事件の謎を解くというのがあります。私はかつてカタリーナを読んだときフロイトもホームズを読んだに違いないと思い、その証拠を探していましたが、ゲイによる伝記にそれを見出して快哉を叫んだことがあります。

近年世界的に精神分析は逆境にあるようです。この頃受け入れられている精神療法は、患者にも治療者にもそこから何が得られるかがあらかじめわかっている方法のように思われます。治療が成功して終結するときに、患者は治療のはじめに期待したものを手に入れます。しかも比較的短期間に、比較的安い対価で。私はこういう治療が望ましくないと言うつもりはありません。患者の求めるものを、比較的短期間に、廉価で提供することは必要なことです。私も日々の臨床の中ではなるべくそうしようと心がけています。

しかし精神分析の魅力には抗し難いのです。そこでは閉じられていないコミュニケーションが生じ、患者も治療者も当初予想していなかったことを知るに至ります。完全ではないにせよそれまでよりも深く、自己と他者と両者の関係について知ることになります。そして知ることによって謎は解消するのではなく、より深い新しい謎が姿を現すのです。小林秀雄の言葉を借りると「人生の謎はますます深く、くっきりと見えてくる」のです。しかも知りたいという欲望には限りがないのですから、精神分析という営みには完成ということはなく、絶えざる探究が続くのです。精神分析的治療がなかなか終結に至らないのもその本質に由来するのかもしれません。

おわりに

私は精神分析を学ぶことによって、自分のスキゾイド心性に気づき、わずかとは言えそれを和らげ、ささやかながら自分のもっているものを与えること、そして他者から与えられるものを受け取ることが以前よりはできるようになったと思っています。これは精神分析を学ぼうと志したときの私がまったく予期していなかったことです。このことを可能にしてくださった本学会に心から感謝します。ありがとうございました。

文献

(1) 相田信男「スキゾイド」、狩野力八郎他編『青年のひきこもり――心理社会的背景・病理・対人援助』岩崎学術出版社、二〇〇〇、相田信男『実践・精神分析的精神療法――個人療法そして集団療法』金剛出版、40−44頁、二〇〇六
(2) Fairbairn WRD : Psychoanalytic Studies of the Personality. Tavistock Pub, London, 1952
(3) Freud S (1893–1895) : Katharina. Breuer, J. and Freud, S. Studies on Hysteria. SE II. 125-134, 1955
(4) 平田一成「強迫体験者に関する一考察」、精神医学、3、673−687頁、一九六一
(5) 井上洋一（文献6についての）解説. 中安信夫編集代表「精神科臨床のための必読100文献」こころの臨床 à la carte 22 (3)(増刊)、80−82頁、二〇〇三
(6) 成田善弘・中村勇二郎・水野信義・石川昭雄・河田晃・河田美智子「強迫神経症についての一考察――「自己完結型」と「巻き込み型」について」精神医学、16、957−964頁、一九七四
(7) 成田善弘「境界例の臨床――日常臨床に力動的理解をどう生かすか」日本精神分析的精神医学会第五回大会

教育講演（口頭発表）、二〇〇七

（8）小此木啓吾「精神分析的にみた強迫神経症――Freud, S. とその後」精神分析研究 21（4）、163－179頁、一九七七

（9）小此木啓吾「解題」『フロイト著作集9　技法・症例編』人文書院、一九八三

（10）内田樹『先生はえらい』筑摩書房、二〇〇五

昨今の青年期病像にみる意識と無意識

この論文は私が椙山女学園大学の教員であったときに同僚として御一緒することができた氏原寛先生と共同で編集した『意識と無意識——臨床の現場から』（人文書院、二〇〇六）という本の一章として書いたものである。昨今の青年期病像の特徴を記述し、そこから意識と無意識について、自己について、世界観の変貌について考えようとした論文である。完成度の高い論文とは言えないが、私の問題意識はそれなりに表現されていると思う。

氏原先生とわずか四年間であったが職場を同じくすることができたのは、私にとって実に幸運であった。先生はきわめて精力的で、次々と本を企画、編集され、私に共同編者になれと言われる。その上御自身の原稿は一、二週間で書きあげ、私などにもまだかまだかと催促される。総合病院での十数年の激務に疲れ果て、女子大に赴任してすこしゆっくりしたいと願っていた私には、ありがた迷惑と感じることがなかったとは言えない。しかし、わが国の臨床心理士の成長を願う先生の純粋な気持が痛いほど感じられて、ついつい四年間という短い期間に共同で本を数冊こしらえてしまった。私のような人見知りの強い人間が、しかも五十なかばを過ぎてから、親しくさせていただくことができたのを自分でも不思議に思うが、一つには先生の裏表のない秋の青空のようなカラリとしたお人柄と、もう一つは先生と私が碁がたいへんに好きで、共通のすることと話すことがあったからであろう。あるとき碁席に御一緒したら、席亭から「御兄弟ですか？」と言われた。先生はたしか私より一まわり以上年長のはずだが、双方とも自分が弟と見られたのだと確信している。

はじめに

「意識と無意識」というテーマは哲学、心理学、精神分析、精神医学、脳研究などにかかわるものので、筆者のような一臨床医の手に余る、非常に大きなテーマである。ここでは、昨今の青年期患者とかかわる中で感じたり考えたりしていることを、意識と無意識という観点から考察してみたい。というのは、昨今の青年期の精神病理が意識と無意識についての古典的理論からは理解しにくくなっていると思うからである。

一　意識と無意識についての古典的理論

人間の精神生活には意識的なものばかりでなく無意識的なものもあること、そして人間の行動がその無意識によって影響されていることをあらためて発見したのはフロイトであろう。しかしそのフロイトも無意識を定義することにはかなり苦心しているようである。フロイトが無意識について直接論じている最初の論文は一九一二年に書かれた「精神分析における無意識の概念に関する二、三の覚書」という論文である。その中でフロイトは「無意識的表象とは、われわれにはそれと認められないが、それにもかかわらずわれわれがある種の徴候や証拠に基づいてその存在を承認したいと考えざるをえないような表象なのである」と述べ、その存在の証拠の一つとして後催眠暗示をあげている。そして無意識という言葉は「単に潜在観念一般をいい表わすだけでなく、とくに一定の力動的な性格を備えた観念、すなわち、強烈で、働きつづけているにもかかわらず、意識の面には近づかない観念を指す」と述べ、ついで「困難もなく意識面に移行する、働きつづける前意識と、無意識のままで意識と断絶していると思われる、働きつづけている無意識」とを区別し、さらに「無意識はわれわれの心の営みを基礎づけている諸過程における規則的な、避けることのできない段階である。おのおの心理的作用は無意識的なものとしてはじまり、抵抗に出会うか出会わないかで、無意識的なものにとどまるか、それとも発達して意識の領域に踏み込むことになるのかいずれかである。前意識的なものと無意識的なものとの違いは本質的な違いではなく、防衛が登場するに及んではじめて生じてくるものである」と述べている。すなわちフロイトはこの論文で、無意識という言葉の三つの用い方、記述的、力動的、体系的の三つの意味を区別している。そしてこの試みは一九一五年に書かれた「無意識について」へと引き継がれ、そこでは体系としての意識、前意識、無意識についての系統的な論述がなされている。

ここで意識と無意識についてのフロイトの考え方と、それに基づく神経症の理解を筆者なりにまとめてみる。人間には当人が意識していないがたえず作用しつづける心的活動があって、さまざまな形でその人の行動に影響を及ぼしている。この心的活動が無意識と呼ばれるものである。これには注意を向けることによって比較的容易に意識に移行するものと、容易には移行しないものとがあり、それらは表層から深層に至る層構造をなしている。そして最深部にある無意識は身体に基礎づけられた、身体と不可分のものである。この無意識はつねに作用しつづけているが、防衛の働きによって意識から遠ざけられていて、歪曲された形で夢や失錯行為や神経症症状として現れる。

神経症は人生早期の出来事に端を発して、そこから成育史をとおして発展する。人生早期の出来事は無意識界に埋められているから、無意識は人生の早期に強く結びついている。人格構造の深部にあるものは歴史の早期に形成されたものなのである。フロイトの症例報告を読むと、患者の精神が表層から深層へと探究されることと、成育史が現在から過去へと遡られることが対応している。患者の人格構造は深層から表層に至る層構造をなし、歴史は過去から現在へと流れると考えられていて、分析によりそれが再構成されると、一つの物語が浮かび上る。古典的神経症患者はこのように理解できる患者であった。

二　近年の青年期の病像にみる意識と無意識

筆者は近年みられる青年期患者の病像の特徴について、調査結果や臨床的印象を踏まえて次の五つの特徴をとり出している（成田、二〇〇六）。

①精神内界の葛藤から外界の行動上の問題へ
②「恥ずかしい」から「怖い」へ、さらに「ムカツク」と「キレル」へ
③深層と表層の区別が失われ、深層が表層と並列的、羅列的に出現する
④人格の統合への努力からその放棄へ
⑤自罰から他罰へ

これらの特徴についてはすでに別の論文（成田、二〇〇一、二〇〇六）で論じているが、ここで

はそれらを要約しつつ、意識と無意識という視点から検討してみたい。

1　精神内界の葛藤から外界の行動へ

古典的神経症の症状は心の深層にある衝動や願望が自我の検閲をかいくぐって形を変えて出現したものと考えられている。患者は自らの衝動や願望を防衛によって無意識界に追いやることによって、人格の統合を保っている。治療によって防衛がとり除かれて、患者ははじめて隠されていた衝動や願望を意識化するが、そこに、それらを抑えなければならないという気持との間に葛藤が生じる。その葛藤を自覚的に悩み克服することによって、人格の成長が達成される。

ところがこのごろよく見られるのは、従来なら心の深層にあって容易には現れないはずの衝動や願望を、行動の形で生に露出させているという印象を与える患者たちである。たとえば、攻撃的衝動を生に表出して容易に暴力をふるう患者、性的衝動を抑圧することなく性的に乱脈な行動に走る患者、その他さまざまな行動上の問題を示す患者たちである。しかも彼らはそういう自らの行動に対して違和感をもったり悩んだりすることが少ない。つまりかつては深層にあったものが行動の形で表層に現れていて、しかもそれをめぐる葛藤が体験されていないのである。

2　「恥ずかしい」から「怖い」へ、さらに「ムカツク」から「キレル」へ

かつて青年期患者がもっともよく表出する感情は「恥ずかしい」であった。赤面恐怖に代表される対人恐怖症者はしばしば「恥ずかしい」と訴えたものである。「恥ずかしい」という体験は、それまで無意識界にあったものが意識に浮上してきて、それが意識的な自己からは許容し難いものであるときに生じると考えられる。つまりそれまで無意識にあって意識に浮上してきたものを自分の

一部であると認める心のはたらきがあって、はじめて「恥ずかしい」という気持が生じるのである。それは自己の内部の精神の層の間に生じる体験である。

一方「怖い」という体験は、おそらく自分の中にある（無意識的な）攻撃衝動が外界に投影されたものであろう。彼らは自己の内なる攻撃的なものを自己の内部にあるものと認めて悩むのではなく、自己の外部に排除して投影し、他者に所属するものとして怖がっている。

すでに早く一九六六年に西田博文は対人恐怖症の時代的変遷を調査し、赤面恐怖が減少し視線恐怖、体臭恐怖といった関係念慮と加害恐怖をもつものが増えていると指摘し、その背景には対人交渉における意識の変化、すなわち「周囲に対する恥の意識」から「周囲に対するおびえの意識」への変化があると述べている。この西田の指摘は、患者たちの「加害恐怖」を指摘しつつ彼らの外界に対する「おびえの意識」を指摘している点で興味深い。たしかに視線恐怖や体臭恐怖の患者たちは自分たちの視線や体臭が他者に害を与えることを恐れつつ、その他者から忌避されることにおびえている。視線や体臭には彼らの無意識にある攻撃衝動や性衝動が関与していると考えられるから、彼らは自己の無意識（の歪曲された表出）を恐れているといえるが、同時にそういう自己が他者から忌避されると感じ、自己を忌避する他者を恐れている。

これに対して近年みられる「（周囲が）怖い」と訴える患者たちは、自己の内部にある攻撃衝動をすっかり外に投影している。したがって自身の攻撃性を恐れることはなく、もっぱら他者を恐れるだけである。このごろ増えているひきこもりの患者もしばしば「世間が怖い」という。外界や他者を「怖い」と体験し、自己を恐れてはいないようにみえる。彼らは自己の怒りや攻撃性を人格の外に排除し外界に投影することによって、人格の統合を維持しているのであろう。

さらにこのごろでは、心の内に納めきれない感情や衝動を「ムカツク」という形で外に排出しようとし、ついには「キレル」という形で暴発的な行動に至る患者もいる。無意識的なものが自己のコントロールを超えて露出してしまうのである。

筆者はかつて（成田、一九九四）筆者の勤務していた総合病院精神科を受診する青年期患者について一九七八年と一九八八年を比較したとき、強迫性格を基礎にもつ病態が増加したと述べた。強迫性格とは几帳面、完全主義、「黒か白か」的考え方、特有な整理整頓癖、特有な清潔好き、特有な正義感などをもつ性格である。つづめていえばすべてをコントロールしようとする性格である。ただしこのごろ増えている強迫性格は古典的強迫性格とはやや異なる。古典的強迫性格は強迫の鎧が人格全体を厚く覆い、めったなことでは破れないが、このごろの強迫性格は強迫的防衛が容易にほころびて、そこから無意識にあった衝動が露呈してしまうという印象を受ける。几帳面で完全主義の人が、ときに暴力をふるったり性的に乱脈な行動をとる。その部分だけが人格の他の部分から突出してあたかも別人格のように見えることがある。防衛の下にあったはずの無意識的な衝動がコントロールという強迫的防衛の鎧を破って現れるのである。人格の統合を維持しようとして維持しきれなくなっているように見える。

3　深層と表層の区別が失われ、深層が表層と並列的、羅列的に出現する

このごろの青年期患者はかつてなら心の深層に隠されていたであろうような感情や欲望を容易に口にする。しかもそのことに格別の驚きや恐れを感じていないように見える。たとえば親や教師な

どに対する殺害願望を容易に（と筆者には感じられる）口にする少年がいる。みずから暴力はふるわないまでも、無差別殺人をする犯人の気持がよくわかるという青年もいる。あるいは「ボーイフレンドはお母さんがわり」と言う少女がいる。ボーイフレンドに「抱っこ」してもらったり「添寝」してもらうのだと言う。しかも身体的に成熟しているので性的関係も当然のごとくもつ。こういう患者たちはかつてなら無意識の中に埋もれていたはずの感情を容易に口に出し、しかもそのことにそれほど違和感をもっていないかのようである。ある境界例の青年は母親の下腹部をじっと見つめて「お父さんと離婚して僕と結婚してくれ」と言った。またある境界例の少女は「お父さんの妻になれる」と口にした。これらのまさにエディプス的な願望はかつては心の深層にあったもので、それをみずから認め口にすることには強い禁止が働いたはずである。治療者が患者の中にこういう願望を読みとったとしても、それを患者に伝えることはなかなか困難であった。ところが最近は、治療者が解釈するまでもなく患者自身が口にする。かつてなら意識化することに強い抵抗が働く恐るべき願望であったものを、彼らは容易に口にし、それを自分の一部として平然と認めるように見えるのである。あまりに平然としているように見えるので、彼らがそういう願望を本当に自己のものだと体験しているのかどうか疑問に感じられることがある。そういう願望を口にする患者が、一方で几帳面で礼儀正しかったりするので、奇妙な感じがする。もう一歩で解離になりそうな印象を受ける。

4　人格の統合への努力からその放棄へ

このごろ町なかの小さなクリニックで診療している筆者のもとへも解離性同一性障害と診断され

る患者が現れるようになった。彼らは一個の統合された人格としてではなく、複数の人格として存在し、ある人格から別の人格へと比較的容易に移行する。

ある患者は筆者との面接場面ではおとなしく言葉少ない少女（仮に冬子とする）であったが、家族や友だちのまえではときどき乱暴な言葉づかいをする奔放な少女（夏子）になるという。冬子とのみ会っている筆者は夏子（のときの彼女）がどんな女性なのかはよくわからなかった。あるとき冬子は、「夏子はレディース（女性の暴走族グループ）に入っていて、仲間の少女と男を争ってその少女を港の突堤から海につき落したことがある」と語った。こう語りながら冬子はしだいにボーッとした表情になり、ついには目を閉じて黙ってしまう。筆者が二、三度声をかけるとはっとしたかのように目を開き、「いま私、何か言っていました？」という。筆者が「どうもあなたはときどき夏子という別の人格になるようだが、ここでは夏子が現れないので私には夏子のときのあなたのことがよくわからない。夏子のことをよく知っている人はいるの？」と問うと、「友だちがよく知っている」というので次回にその友だちにも来てもらうことにした。次回にやってきたその友だちによると、前回の面接のあと家に帰ったら夏子が現れて、乱暴な言葉で親をののしったという。さらに前回の面接で冬子が語ったことについて、「あんなことはみんなでたらめだ。でも精神科のおじん（筆者のこと）はまじにとってメモっとった」といったという。筆者が冬子に問い質すと「さあ……覚えていない」と言うだけである。本来なら父母への従順と反発の間に、またおとなしく内気な部分と奔放な部分との間に葛藤が存在してもよいはずだが、それは冬子と夏子に分けもたれていて、冬子も夏子も葛藤を体験していない。

もう一例をあげる。若い女性患者A子の中には複数の別人格が存在していた。A子は抑うつや焦燥感を訴えていたが、あるとき多量の薬物を服用して自殺を企った。さいわい一命をとりとめた彼女に筆者が「もうこんなことはしてはいけない」と告げると、A子は「薬を飲んだのは私じゃない、B夫だ」と言う。B夫とは彼女の中にいる別人格の男性の名前である。筆者が「A子であれB夫であれ、薬を飲んで命が危険になるのはいまここにいるあなたの身体だ」といってもピンとこないようで、「B夫に言っとくわね」とケロリとしている。彼女も自殺をめぐる葛藤を自分の中で体験していない。

このような極端な例でなくても、このごろの青年期患者の中には「私の中にいろいろな私がいて、どれが本当の私なのかわからない」と言う人が珍しくない。さらには健康と思われる青年の中にも似たような心性をもつ者がある。

筆者は一九九〇年代の数年間女子大の心理学の教員をしていたが、そこで解離性障害について話をしたところ、学生たちはおおいに関心を示し、解離性障害（多重人格）というテーマで卒論を書きたいと言う学生が何人も現れた。解離性障害と自分たちの心性との間にそれほどの距離を感じないようであった。彼女たちの中には、場面場面で異なる顔をもち、それぞれの場面でその顔を発動させてなめらかに適応している人もいる。たとえばある学生は「母親バージョン」「友だちバージョン」「バイトバージョン」などの顔をもっていて、場面に応じてそれぞれのバージョンが発動するという。「意識的に使いわけているの？」と問うと、「自然にそうなってしまう」のだと言う。

こういう青年（患者や学生）に接していると、一体どれが本当の彼（彼女）なのかという疑問がわき、そのうちにどれも本物ではないような気がしてくる。どこか都合よく作られている、芝居がかっているという印象さえ抱くことがある。彼らは自分が別人格に変容するということをとりたてて悩んでいない。あるいは自分が変容するという感覚をもっていないのかもしれない。彼らは自己の人格の統合を放棄し、自己のさまざまな側面を別人格として出現させ、その間の葛藤に悩むことを免れている。

5　自罰から他罰へ

ここ何年か、みずから「トラウマ」という言葉を用いて自分の現状を説明しようとする患者が増えてきている。これは近年学問の領域で心的外傷論があらためて登場したこと、また一般向けの書籍やテレビなどでも「トラウマ」がしきりにとり上げられていることも関係しているであろう。

　フロイトは当初ヒステリーの原因を幼少期に父親から誘惑されたという事実にあると考えていた。この事実（の記憶）は抑圧されて無意識界に押しやられ意識に上ってこないが、この記憶に伴う感情がさまざまに形を変えて（転換されて）身体症状に現れたのがヒステリーだと考えた。そしてこの過去の外傷的出来事の記憶を想起させることで症状が消失すると考えた。しかし自己分析を経て、しだいに、ヒステリーの原因は外界の現実の出来事にあるのではなく、患者の内部にある性欲動とそれにまつわる空想にあると考えるようになった。つまり現実の出来事がなくても空想が現実の出来事と同じような力をもち、病因として作用すると考えるようになった。ここから患者には自己の内界を探索し、自己の欲動を自覚し制御することが要請されるようになった。言いかえると、自己の不幸の原因は自分にもあるという認識が求められるようになったのである。

ところが近年外傷説が精神分析の外からあらためて登場してきた。子どものころ受けた虐待（身体的、性的なものばかりでなく、言葉による虐待や無視も含む）がのちの精神障害の原因になるという主張である。虐待は昔から存在していたが、社会、文化がそれを否認し隠蔽してきたのだという。わが国でも子どもへの虐待や女性に対する暴力などが注目され、そういう事実が少なからずあることが明らかになってきた。こういう虐待や暴力の被害者たちはしばしば「こんな目にあうのは自分が悪いからだ」と感じる。彼らは被害者でありながら、自分を責めがちなのである。こういう人たちに目を向け、援助の手をさしのべることは臨床家の緊急の課題である。

筆者がここで問題にしたいのはこういった真の被害者のことではない。このごろ増加しつつある「自分は被害者だ」と主張し他罰的になる人たちである。人生には避け難い悲惨や不幸が存在するが、彼らはそれを「被害」と受けとめ、自分が幸福になるという当然の権利を侵害されたと体験し他者を責める。家庭内で親に暴力をふるう青年たちは、「育て方が悪かった」と親を責める。精神療法を受けている患者の中に、自分に癒しを与えてくれない治療者を責める人もいる。当然よく育てられるべきだ、当然癒しを与えられるべきだとして、それを与えてくれない外界（他者）を責めるのである。筆者も親や治療者にまったく問題がないなどと言うつもりはない。患者の言うことに一理あると思うことも多い。しかしどのような親であれ理想的な育て方をすることなどできない。またどのような治療者であれすべての患者に癒しを与えることなどできはしない。親にも治療者にもいかんともし難いこともある。患者の非難や攻撃が理不尽だと感じられることもある。

こういう他罰的な患者が増えている背景には、おそらく運命とか日常の悲惨に対する人々の受けとり方の変化があるのであろう。現代では幸福はもはや願いではなく当然の権利と見なされている。人々は不幸に遭遇したときそれを運命と受けとめるのではなく、当然の権利に対する侵害だと感じるようである。

以上、近年の青年期患者の特徴をいくつか書き出してきたが、これを要約してみる。近年の青年期の患者においては、意識の表層から深層へ（意識から無意識へ）という層構造が失われ、深層にあったはずのものが表層に露出している。つまり内面が失われ、すべてが表面に並列的、羅列的に出現していて、しかも患者はそれらの間の意味関連やつながりには無関心のように見える。したがって人格のさまざまな層あるいは側面が無秩序に現れることになり、人格の統合は弱体化している。また彼らは自己の歴史を過去から現在に至る一つの流れとして、一つの物語として体験していないようで、過去を現在と混在させ、幼児的なものとおとな的なものを同時に並列的に出現させている。そして自己の無意識的衝動や幼児性を自ら悩むことはなく、葛藤を体験することもない。自己の無意識的衝動や幼児性を内なる悪として認め制御しようと努めるのではなく、それらを満たしてくれない外界や他者を責めがちである。

筆者がこういう印象をもつのは、このごろ筆者がみている患者の多くがパーソナリティ障害圏にある人たちであることによるのかもしれない。そういう患者との経験の中での筆者のとまどいや当惑が、患者の特徴のとり出し方に影響を与えているかもしれない。いずれにせよ筆者の限られた経験から青年期患者一般を論じることはできないであろう。しかし筆者と同じような印象をもつ臨床家も少なくないだろうとは思う。昨今の青年期患者すべてがこうだと言うつもりはないが、こういう特徴をもつ患者が増加していることはおそらく事実であろう。次にその背景について考えてみたい。

三　世界像と人間像の変化

右に述べたような患者が増えていることにはわれわれの住む社会、文化の変化が関係していると思われる。もちろん社会病理（と考えられること）を個人の病理と安易に結びつけることはできない。個人の病理に影響する因子は多数存在し、社会文化的要因はその一つにすぎないからである。しかし日々患者たちと接し、彼らの語ることを聞いていると、彼らの病理と彼らが（われわれが）住んでいる社会、文化の特徴とはどこかつながっていると感じさせられるので、それについて二、三の推論を述べてみたい。

すでに諸家の指摘するところであり、また筆者自身（成田、一九八九）かつて境界例の増加に対する社会文化的影響について述べたことと重なるが、現代は社会全体に抑圧という機能が十分機能しなくなって、さまざまなサブカルチャーの同時的並存が許容されている時代である。人々はさまざまなサブカルチャーの中で、さまざまな集団に加わることによって、人格のいくつかの側面を生きている。特定の職業に献身するのではなく、正業のほかに副業をもつ人たちがあり、また定職につくことをむしろ積極的に回避して、契約社員やフリーターとしてさまざまな仕事を転々とする人たちもいる。従来の伝統的価値観では相容れないような二つの仕事に同時的にあるいは継時的に就く人も珍しくない。昼は謹厳実直なサラリーマンが、夜の盛り場では人が変わったように遊び回るということもある。家庭や学校では「良家の子女」として通っている女子学生が、実は奔放な異性関係をもっていたり、風俗でアルバイトをしていたりする。あたかも別の人格になるかのようなことが今風のことと見なされている。一方の世界にいるときは他方の世界のことは口にも出さず、まわりも詮索しようとはしない。彼（彼女）自身、自分の二つのあり方の間に矛盾を感じて悩むこともない。分裂が文化の中で許容され、推奨されているのである。都市生活の中で個人の匿名性が保たれやすくなって可能になった事態であろう。これらの延長線上に、先ほど述べたいくつかのバージョンの顔をもつ女子学生や、境界例の分裂や解離性障害を考えることができるかもしれない。

テレビやインターネットの中では空想から現実に至るさまざまなことが脈絡なく次々と出現する。残虐な戦争場面のすぐそのあとに、しあわせそうな顔をした少女がチョコレートを食べているコマーシャルが現れる。両者には何のつながりも意味関連もない。リモコンによってさまざまな場面を瞬時に切り替えることもできる。このごろでは同一の画面にまるで関係のない複数の画面をいくつか示すような機能もある。しかもこれらの諸場面には日常的で現実的な場面もあり、無意識の衝動をあらわにするような場面もある。生まれたときからこういうテレビとともに生きている人たちは、自己の人格のさまざまな層や側面を同時に並列的に現すことに抵抗を感じなくなるかもしれない。

また現代ではかつてはひそかな空想としてしか許容されなかったことが現実に可能になりつつある。性的空想のいくつかは、たとえばかつては倒錯とされて隠されるべきであったサド・マゾヒスティックな衝動満足すら、現代では金で買うことができる。欲望を夢や空想の中ではなく現実に満たすことが可能になっていて、しかもそれは恥でもなく罪でもないと考えられている。このような社会に住む人たちは、かつては抑圧していた欲望を口にしたり行動に移したりすることにそれほど抵抗を感じなくなるかもしれない。

生活の分画化と分裂そしてその併存、現実と空想の境界の脆弱化、欲望の即時的満足といった現代文明が可能にした事態はしだいに個人の精神のありように影響を及ぼしているのであろう。

だいたい以上のようなことを考えていたのだが、最近たまたま小説家池澤夏樹（二〇〇五）の『世界文学を読みほどく』という著書を読み、池澤の説くところが臨床家としての筆者の感じていることと共通するところが多いことに驚かされた。そこでまず池澤の論述を紹介する。池澤は、小説はその時代、その国、その言葉を話す人々の世界観の一つの表明であるという仮説を立てた上で、人々の世界観がどのように変化してきたかを、彼自身が選んだ一〇の文学作品をとり上げて論じている。その中で池澤は、基本的な世界観の図式は二つあるという。一つは樹木状の分類項目に従う、つまりディレクトリのある形で、カテゴリーがあってその下にいくつかのカテゴリーがあって、という統制のとれたロジカルな構造の世界、もう一つは単にものがひたすら並んでいるだけの羅列的な世界、この二つである。池澤は「世界はどうもディレクトリ型から羅列型に変わっているのではないか」と言う。そして「そもそも人間には、さまざまな事象を関連づけ、分類をし、脈絡をつけ、繋ぎたいという欲求、全体をまとめて整理して、ディレクトリに収めたいという自然な欲求」があり、これが人間の知的な営みの重要な鍵であるのだが、現代ではそういうことが困難になっているのではないかと述べて、やはり小説家の日野啓三の次の言葉を引用する。

（人生の中で）「本当にきらめいて残っているのは、互いに無縁の切れ切れの偶然の場面ではないだろうか。その場面と場面の間は忘却の沈黙。（中略）誕生から現在まで繋がるひと繋がりの何かなどは、無理にこじつける以外に存在しない」。

池澤はこの言葉に同感し、「今この時代においては、一枚の図を描かない方が誠実なのではないか。そういうまとまった図は、欺満なくしては描けないのではないか。世界はそういう形になってしまったのではないか」と言う。そしてさらに「個人というものを限りなく語っても語り尽くせないだけでなく、語るほどバラバラになって印象がぼやけて散っていく、今はそういう時代ではないか。ごく普通の一人の人間を一個の人格としてまとめられない、そういう傾向がでてきているのではないか」と言い、「これをやっている自分、あれをしている自分、ここにいる自分、この時間の自分がみんな違う。統括性が薄れて、まとめる力が少しずつ減っていっている。それは世界観を統合する強い大きな物語が失われてしまったということである」と言う。そして「世界は今や細分化して、もはや全体像は描けない」と述べている。

池澤は、個人と世界、歴史と構造を必ずしも明確に区別することなく語っているが、個人の精神が世界の精神を模倣するとすれば、そして個人の集合が世界であるとすれば、個人と世界が区別されなくてもさしつかえない。また歴史が現在に凝縮したものが構造であるとすれば、そして構造が歴史に意味を与えるものだとすれば、歴史と構造が区別されなくてもさしつかえない。全体としての人間像、世界像の変化が問題なのである。そしてこの変化について池澤の言うことは、青年期患者と接している臨床家の印象と驚くほど一致している。たとえば精神科医の香山リカ（二〇〇一）

は「〈いくつもの私〉と〈ほんとうの私〉――変わりゆく自己」という論文の中で解離性障害にふれつつ、必ずしも解離にまで至らないまでも「『これが〈私〉だ』という実感を得られない若者が増えていると言えるかもしれません」と述べ、さらに次のように語っている。

「こうやってあらためて考えてみると、そもそも〈私〉や〈現実〉はきちんと統合されたただ一つのものだったろうか、という疑問もわいてきます。精神医療の場でもそれを前提に治療を行ってきたわけですが、もしも〈私〉がもともといくつにも分かれてあちこちの空間にばらまかれ、それぞれひとり歩きする性質をもっているのだとしたら、解離性障害をもはや『障害』と呼ぶことさえできなくなります。（中略）今、あちこちで――精神科の外来だけでなく、広く一般社会においても――起きている人格の多重化や解離性現象は、一過性の流行ではなく、自己のあり方を大きく変えるような変化の予兆ではないかと考えています」

池澤は小説という窓を通して、香山は精神科外来という窓を通して、それぞれの専門領域での経験から人間像と世界像の変化を語っているのだが、両者の言うところは似かよっている。そして筆者も臨床医としての経験から似たような印象をもっている。しかし池澤や香山の文章を読むとき、筆者にはどこにとは明確にし難いが、なんとなく違和感を感じることがある。それがどういうところかを考えてみると、そのような変化に対する受けとめ方に違いがあるのではないかと思う。これは筆者の素朴な印象にすぎないのだが、池澤も香山もそのような世界の変化を必ずしも嘆いているわけではなさそうで、むしろ肯定的に見ているように感じられる。池澤は先ほどあげた著書の中で、世界像の変化を示す作品の一つとして彼自身の書いた小説『静かな大地』をとりあげているし、香山の書くものは現代の若者の間で大変人気があるようである。両者とも自身が変化の時代の申し子である、あるいは変化を先導しているという、ある種の自信をもっているように感じられる。しかし筆者にはそういう自信はない。そのような患者たちに対して治療者としてどう接すればよいかがまだ見えてこないからである。

従来筆者は、精神療法の基本は患者に「自立した個人」であることを一貫して期待することにあると考えてきた（成田、二〇〇五、二〇〇六）。自立した個人においては、人格は表層から深層に、意識から無意識に至る層構造をなし、その間に矛盾や対立をはらむとはいえ全体として一つのまとまりをもっている。そしてその人格（構造）は誕生から現在に至る成育史の中で形成されてきた歴史を内在化させている。だから人格の表層から深層へ、成育史を現在から過去へと探索することにより、彼がどのような存在であるか、そしていかにして現在の彼になったのかを、一つの物語として浮かび上らせることができる。それによって彼はおのれを知り、おのれを律することができるようになる。

こういうことを目指して精神療法を行ってきた。しかし現代の患者たちは、かつては無意識にあったものを表層に羅列的に現し、その間の矛盾や対立を自覚することも葛藤として悩むこともない。すべてが無秩序に表面化し断片化している。こういう患者たちに自立した個人であることを求めることはきわめて困難なように思われる。自立した個人というものは今や幻想なのだろうか。あるいはもともと幻想だったのだろうか。筆者は三十数年の経験にもかかわらず、治療者として無力感を抱くことが多くなっている。老兵の去るべきときがきているのかもしれない。

おわりに

「意識と無意識」というテーマを与えられて、昨今の青年期患者の病像の特徴を述べ、そこに見られる人間像と世界像の変化について意識と無意識という観点から考察した。この変化に臨床家としてどう対応するかという課題はまだ残されたままである。

文献

（1）Freud, S. Einige Bemerkungen über des Begrife des Unbewußte in der Psychoanalye, 1912. 井村恒郎・小此木啓吾訳「精神分析における無意識の概念に関する二、三の覚書」『フロイト著作集6 自我論・不安本能論』42―48頁、人文書院、一九七〇

（2）Freud, S. Das Unbewußte, 1915. 井村恒郎・小此木啓吾訳「無意識について」『フロイト著作集6 自我論・不安本能論』87―113頁、人文書院、一九七〇

（3）池澤夏樹『世界文学を読みほどく――スタンダールからピンチョンまで』新潮社、二〇〇五

（4）香山リカ「〈いくつもの私〉と〈ほんとうの私〉――変わりゆく自己」なだいなだ編著『〈こころ〉の定点観測』157―173頁、岩波書店、二〇〇一

（5）成田善弘『青年期境界例』金剛出版、一九八九

（6）成田善弘「思春期の精神病理」アルコール依存とアディクション、11（1）、34―45頁、一九九四

（7）成田善弘「若者の精神病理――ここ二〇年の特徴と変化」なだいなだ編著『〈こころ〉の定点観測』1―18頁、岩波書店、二〇〇一

（8）成田善弘「伝統的精神療法は近年の青年期病理の変化に対応して生き残ることができるか」シンポジウム「い

まあらためて精神療法の可能性を探る」臨床精神病理、27（2）、146－152頁、二〇〇六
（9）成田善弘「患者の役割と治療者の役割」特集　精神療法の基本、臨床精神医学、34（12）、1635－1638頁、二〇〇六
（10）西田博文「青年期神経症の時代的変遷――心因と病像に関して」児童精神医学とその近接領域、9（4）、225－252頁、一九六八

境界例　──病態モデルと精神療法──

本論文は「心身医学」誌に境界例概念について書くことを求められて書いたものである。とくに目新しいことではなく、従来言われていることの私なりのまとめである。ただしスペクトラムという見方は、境界例という病態についての、またその病因についてのさまざまな見方を比較し、統合する上で有意義と思っている。

一　概念について

境界例概念が精神医学に登場してからすでに半世紀を超えた。はじめに統合失調症スペクトラムの中で一過性の状態としてとらえられてきたものがやがて一臨床単位となり、DSM－Ⅲ以来、境界性パーソナリティ障害としてパーソナリティ障害の一類型ととらえられるようになった。現在では境界例といえばDSM－Ⅳの境界性パーソナリティ障害を指すことが多い。周知のことと思うがDSM－Ⅳ－TR(2)の境界性パーソナリティ障害の診断基準を挙げておく（表1）。ただしこれをパーソナリティ障害とみなしてよいかどうかには問題が残ると思う。診断基準に挙げられているいくつかの項目、例えば衝動性、感情不安定性、空虚感、激しい怒り、妄想様観念や解離症状といったも

表1　DSM-Ⅳ-TR[2]の境界性パーソナリティ障害の診断基準

対人関係，自己像，感情の不安定および著しい衝動性の広範な様式で，成人期早期までに始まり，種々の状況で明らかになる。以下のうち5つ（またはそれ以上）によって示される。

（1）現実に，または想像の中で見捨てられることを避けようとするなりふりかまわない努力
注：基準5で取り上げられる自殺行為または自傷行為は含めないこと
（2）理想化とこき下ろしとの両極端を揺れ動くことによって特徴づけられる，不安定で激しい対人関係様式
（3）同一性障害：著明で持続的な不安定な自己像または自己感
（4）自己を傷つける可能性のある衝動性で，少なくとも2つの領域にわたるもの（例：浪費，性行為，物質乱用，無謀な運転，むちゃ食い）
（5）自殺の行動，そぶり，脅し，または自傷行為の繰り返し
（6）顕著な気分反応性による感情不安定性（例：通常は2～3時間持続し，2～3日以上持続することはまれな，エピソード的に起こる強い不快気分，いらいら，または不安）
（7）慢性的な空虚感
（8）不適切で激しい怒り，または怒りの制御の困難（例：しばしば癇癪を起こす，いつでも怒っている，取っ組み合いの喧嘩を繰り返す）
（9）一過性のストレス関連性の妄想様観念または重篤な解離性症状

のは、人格特性というよりむしろ症状というべきではないか。そうだとすれば、これはパーソナリティ障害というより症候群とよんだほうがよいのではないか。事実そうよばれる場合もある。これが将来もパーソナリティ障害の一類型とみなされるかどうかは疑問と思う。

ただし、DSMによって診断基準が明確になったことで研究対象の同一性が保証され、生物学的研究や予後研究が発展した。それらの研究の中から境界性パーソナリティ障害とうつ病や衝動制御の障害との関連が見出され、また心的外傷との関連も注目されるようになった。現在では境界例は統合失

調症スペクトラムの中ばかりではなく、うつ病スペクトラム、衝動性障害スペクトラム、心的外傷スペクトラムの中でとらえられている。このように境界例がいくつかのスペクトラムの中でとらえられるということから、おそらくそれらのスペクトラムの交叉するところがあって、そこに境界例が位置するのではないかと考えられる。またパーソナリティ障害の中でも境界性パーソナリティ障害を、そこからさまざまなパーソナリティ障害が分化していく原型のようなものだと考える人たちもある。概念とその位置づけについては、まだ今後も検討を要すると思う。

二　病態モデルについて

境界例についていくつか病態モデルがある。力動モデル、生物学的モデル、行動療法とくにラインハン（Linehan）[12]らの弁証法的行動療法のモデル、外傷モデルなどである。そのうちでも境界例研究にもっとも豊かな歴史と伝統をもつのは力動モデルであろうと思われるので、ここではそれについて述べる。力動モデルには従来からカーンバーグ（Kernberg）に代表される葛藤モデルあるいは両価性モデルと、アドラー（Adler）に代表される欠損モデルがあるが、近年力動学派の外からの寄与も含めて外傷モデルが台頭してきている。筆者はこの三つのモデルが、境界例の病因を患者に生得的な内部要因に求めるか、あるいは環境に求めるかを両極とするスペクトラムを形成していると考えているので、その観点から三つの病態モデルを概観する。

1　葛藤モデル

葛藤モデルあるいは両価性モデルを代表するのはカーンバーグ(10・11)である。カーンバーグは人格構造の水準を神経症性、境界性、精神病性の三つの水準に分けた。そのうちの境界性パーソナリティ構造をもつ患者はマーラー（Mahler）のいう分離個体化過程に固着があり、神経症水準の患者にみられるような精神構造の三層化（エス、自我、超自我）ができていない。彼らの精神構造は二つの相反するユニットからなっている。一つは万能的対象とそれに従順に従う自己そしてその関係の中に存在する愛情からなるユニットであり、もう一つは敵意に満ちた対象とそれに怒って反抗する自己そしてその中に存在する攻撃性からなるユニットである。前者を「よい」（欲求充足的）関係単位、後者を「悪い」（欲求挫折的）関係単位とよぶとすると、境界性パーソナリティ構造の患者においては「よい」関係単位が「悪い」関係単位に侵害されないように分裂させられている。この分裂を中心とする防衛機制は抑圧が発達する以前から存在すると考えられ、原始的防衛機制とよばれる。これらは結局は、自我同一性を弱化させる方向に作用する。カーンバーグは境界例の病因を患者の生得的な攻撃衝動の強さとそれに由来する内的対象関係の病理を重視しており、現実の環境は重視していない。

治療技法としては患者の内的対象関係が転移の中に現れてくるのを解釈すること、特に陰性転移を解釈することを重視しており、これをクラーキン（Clarkin）ら(3)は「転移に焦点づけられた精神療法」（transference focused psychotherapy）とよんでいる。治療の目標は患者の内的対象関係が治療関係の中に現れるのを分析し、自己と対象についての分裂した見方を統合することである。そのための戦略として各回の面接での優先課題の選択、治療の枠組みの維持と限界設定、技法的中立性の維持、原始的防衛機制の分析、逆転移の自覚などが挙げられ、技法としてはいまここでの転移の明確化、直面化、解釈がなされるべきで、励ましや助言といった支持的技法は用いるべきでないとしている。基本的には葛藤モデルに依拠しているが、カーンバーグよりは環境要因を重視するのがマスターソン（Masterson）[13・14]である。マスターソンは境界例の病理としてカーンバーグ同様、患者の内的対象関係の病理すなわち愛情供給型対象関係部分単位ＲＯＲＵ（rewarding object relation's part unit）と愛情撤去型対象関係部分単位ＷＯＲＵ（withdrawing object relation's part unit）の分裂を重視している。また病因として、分離個体化過程の面接近期に子どもが自律的に振る舞おうとするのを母親が共に喜んでやることができなくて、見捨てるぞという脅迫を行うことで、子どもに「見捨てられ抑うつ」（abandonment depression）が生じ、発達停止が生じる。子どもはそのように構造化されたパーソナリティをもったまま暦年齢的には成長するが、第二の分離個体化期である思春期にその病理が顕在化して境界例が発症するという。マスターソンは患者に生得的な攻撃衝動の強さなどというものは想定せず、現実の母親の養育態度を重視している。

治療技法としては行動化に対する限界設定と直面化を重視しているが、患者が見捨てられ抑うつを主観的に体験するようになってからはそれを見守ること、さらに患者が自律に向かう動きをしたときに治療者がそこに参加し、共に体験しようとすること（「打てば響くコミュニケーション」communicative matching）が必要だとしている。マスターソンはこれを分離個体化過程で母親に期待される能力であるとし、境界例の治療においては治療者に母親的能力が必要とされるという。このマスターソンの態度は、共感とか支持とよばれるものに近づいているように思われる。

2 欠損モデル

欠損モデルを代表する治療者としてアドラーの理論を紹介する。アドラーは境界例のもっとも主要な体験は、葛藤や両価性ではなく空虚感、さらには自分自身が消滅してしまうのではないかという「消滅パニック」(annihilation panic) であるという。この空虚感は患者の内界に取り入れや同一化物がまだ十分に存在しないゆえに生じるものである。葛藤や両価性は取り入れや同一化によって内的対象が形成されたのちに生じるものなので、患者はまだそれ以前の段階にある。これは幼児期に母親が自己対象機能を適切に果たしてやらなかったので、患者がその機能を取り入れ内在化して自分で自分を抱え慰める機能を発展させられなかったゆえである。したがって、治療としては解釈や直面化ではなく、治療者が自己対象機能を提供してやることが必要であろうという。

コフート (Kohut) の影響を受けたこのアドラーの理論は直接「外傷」という用語を用いてはいないが、養育者と子どもとの関わりの中での現実の問題に注目した点で、外傷モデルにつながるといってもよいであろう。

3 外傷モデル

近年の疫学的調査から境界例患者には心的外傷の既応が高率に存在することが見出され、境界例と外傷との間になんらかの関連があることは一般に認められつつあるようである。外傷論の旗手の一人ハーマン (Herman)(7) は、境界例を複雑性外傷後症候群としてとらえ、外傷後症候群の治療では患者の外傷体験をそれと認めること (妥当性確認 validation)、外傷記憶を感情を伴って回復し統合することが重要であるとし、またつながりをつけることとエンパワーメント（患者が自分はやれるという感覚をもてるよう援助すること）を強調している。

ただし、患者の語る外傷体験をすべて事実であるとすることには問題があろう。空想であったり、空想によって歪曲されている可能性に留意しなくてはなるまい。また外傷記憶そのものが精神療法家に誘導された偽記憶（false memory）である場合があるという批判もある。

三　精神療法について ——統合の試み——

以上のように境界例に対する力動的精神療法においては、患者の内部に生得的な病因を想定し治療技法としては中立性と解釈を重視し、患者に感情の表出を促す表出的アプローチと、患者の内部よりは環境に病因を求め、治療技法としては抱え機能、妥当性確認、共感、助言などを重視する支持的アプローチがあり、両者の間に論争が行われてきた。

しかし近年、両者の対立はあまりに理念的なものであり、実際の治療では両者が相補的に作用していると考えられるようになってきている。

たとえばウォールディンガー（Waldinger）[22]はアドラー、チェシック（Chessick）、ガンダーソン（Gunderson）、カーンバーグ、マスターソンなどの治療技法を検討して、彼らに共通する基本的原則を八つ取り出している。すなわち、①治療の安定した枠組み、②治療者の柔軟性、③患者の増悪に耐えること、④患者の自己破壊的行動を心地よくないものにすること、⑤現在における患者の行動と感情を関連づけること、⑥行動化の阻止、⑦治療初期の明確化と解釈はいま・ここに焦点を絞って行うこと、⑧逆転移感情に留意すること、の八つである。

またガンダーソン[5]は、個人精神療法においては患者が治療者に親しみや信頼を感じる形で愛着を形成することが必要で、それを通して対人関係の歪みの自覚を促し変えていくことになるという。

ストーン（Stone）[20]は、境界例患者を効果的に治療するには折衷主義と実用主義が必要であるとし、境界例患者の精神療法でもっとも重要なのは「そこにいること」（being there）であり、これには人間的な関係を提供すること、患者に安心を保証する存在になることが必要であるとしている。そしてさまざまな言語的介入にもまして重要なのは「触れていること」（be in touch）であるとしている。

またギャバード（Gabbard）[4]は、表出的アプローチと支持的アプローチは相互排除的なものではなく、共有して作用するものであるとし、治療戦略として次の八点を挙げている。

①硬直した態度は避ける、②精神療法が存在可能となるような状況を確立する、③治療者が悪い対象に変容させられることを許す――何が起こっているかを客観視しつつ、患者の世界に自らの「巻き込まれ」を許す、④内省機能を促進する、⑤必要な限界設定を行う、⑥治療同盟を確立し維持する、⑦精神療法と薬物療法を切り離さない、⑧否認したり投影したりしていた自己の側面を患者が再び認められるように援助する。

さらに結論として、逆転移の扱いが重要であり、経験のある治療者をコンサルテーションに利用するのがよいという。

最近発表された米国の「境界性人格障害の治療のための実践指針《ガイドライン》」[14]では、無作為対象試験（randomized controlled trial）により有効性が実証された治療法として力動的精神療法とラインハンの弁証法的行動療法（dialectical behavior therapy：DBT）が取り上げられている。さらにさまざまな治療に共通する要因として、強力な治療同盟の確立、治療の内と外の間の明確な境界設定、治療者と患者双方が治療に貢献するという理解、自己破壊的自殺的行動の積極的な監視、虐待や養育放棄を体験している場合はそれを共感的に認めてそれに責任のないことに気づかせるとともに、現在の自己破壊的行動パターンを抑制し制御することに現時点で責任のあることを自覚させること、いま・ここに焦点をあてて解釈、直面化、明確化を行うこと、いま・ここでの解釈が過去の出来事と結びつくことが特に有用であることを挙げている。また有用な支持的接近として、患者の経験をそれと認め肯定すること、適応的な防衛を強化すること、具体的な助言をすることを挙げ、解釈や探究的コメントは支持的介入と相乗的に働くとしている。

わが国の研究者や治療者のうち精神分析的立場に立つ皆川と守屋[15]は、治療者が「個の感覚」をもち、患者に自立した個を一貫して期待することの重要性を指摘し、狩野[9]は安定した治療環境の維持の必要性を強調して、そのために治療者の態度として、①治療目標を見失わないこと、②治療者の安定性と中立性、③構造化することの三点を強調している。また神田橋[8]は特定の理論によらない広い立場から治療について論じる中で、患者を支えるものとして「患者が自分の活動によって何か形あるものを成し遂げ、それが周囲の人や自分自身によって評価されている状態が、患者にとってもっとも安定した（動揺することはあっても崩れて無に帰することは決してない）支えとなるようである」と述べている。成田[18]は治療者の率直で柔軟な態度と、患者の達成を評価することの重要性を強調している。牛島[21]は境界例の登場が力動的精神療法をどのように変えたかを論じ、中立性に代わってウィニコット（Winnicott）の「抱っこ体験」（holding）やビオン（Bion）の「包み込み」（containing）といった概念で説明されるようなことが重要となってきていると指摘している。また林[6]は、まず陽性転移の育成と患者の要求の受容を挙げ、ついで直面化、解釈、抱えることについて論じている。総じてわが国の治療者たちは表出的アプローチと支持的アプローチの折衷あるいは統合を目指しているようで、米国の精神分析家に比べると支持的要素を重視しているようにみえる。また最近では、解離や外傷体験にどう対処するかといった点に関心が向かいつつあるようである。

四　精神療法と薬物療法の併用について

境界例の治療においては、現在ではほとんどの場合、精神療法と薬物療法の併用が行われていると思われる。先ほど挙げた米国のガイドラインでも薬物の選択について詳しく述べられている。

成田ら[17]は境界例の薬物療法の留意点として次の七点を挙げている。

①標的症状を定めて薬物を選択し、漫然と多剤処方しないこと、②一定期間ごとに効果を判定し、慢然と投与しないこと、③大量服薬の危険性に常に留意し、一度に長期間分処方しないこと、④副作用や逆説反応に注意し、これを本来の症状（の増悪）と見誤らないこと、⑤陽性、陰性のプラセボ効果に留意すること、⑥薬物（投与）のもつ心理的意味に留意すること、⑦薬物をめぐって

話し合うことは精神療法の重要な一部であると認識すること、の七点である。

ギャバード[4]は、一人の精神科医が精神療法と薬物療法の両方を行う場合、探究の必要のない管理的なものとして薬物療法を分裂させてしまうことを回避すべきだと述べ、転移、逆転移、抵抗は精神療法におけるのと同様、薬物療法にも適用されると述べている。また二人別々の臨床家が薬物療法と精神療法を行う場合には、分裂の危険がより大きくなるので、二人が一つの治療チームの一員として率直に話し合うべきだとしている。

五　まとめと今後の課題

成田ら[18]は、境界例の個人精神療法について重要と思われることを以下のようにまとめている。

(1) 個人精神療法はそれのみが唯一の治療法ではなく、入院、部分的入院、集団療法、社会技能訓練、薬物療法、家族援助などさまざまな様式の治療の一環であり、治療全体を統合する視点が必要なこと。

(2) 治療同盟の確立すなわち治療者と患者の双方が治療に貢献していくものだと合意し、それを育んでいくことが必要なこと。

(3) 安定した治療構造を提供すること。

(4) 破壊的な行動に対して限界を設定すること。

(5) ただし治療者は硬直した態度をとることなく、危機的状況においては柔軟に振る舞い、患者に治療者との接触を許容すること。
（6）治療者は必要に応じて積極的、能動的であり、患者と感情的に触れ合うことが重要であること。
（7）表出的アプローチと支持的アプローチを組み合わせて行うこと。解釈や直面化に先立って患者の体験を共感的にそれと認めること。
（8）治療者自身の感情を自覚し、それを治療に役立てていくことが重要で、そのためにもスーパービジョンあるいはコンサルテーションが必要であること。
（9）個人精神療法を周囲から支える環境、例えばスタッフや施設管理者の理解が必要であること。

今後の課題として、わが国の平均的臨床家が実践しうるようなガイドラインを作成することが望まれる。そのためには一回の面接時間、治療期間ともにできるだけ短い形で行いうるものを模索する必要があると思う。

文　献

（1）Adler G : Borderline Psychopathology and Its Treatment. Jason Aronson, New York, 1985. 近藤三男・成田善弘（訳）『境界例と自己対象』金剛出版、一九九八
（2）American Psychiatric Association : Diagnostic, and Statistical Manual of Mental Disorders Fourth Edition. Text Revision. American Psychiatric Association, Washington DC, 1994. 高橋三郎・大野裕・染矢俊幸（訳）

『DSM-Ⅳ-TR精神疾患の診断・統計マニュアル』医学書院、二〇〇二
(3) Clarkin JF, Yeomans FE, Kernberg OF : Psychotherapy for Borderline Personality. John Wiley & Sons, New York, 1999
(4) Gabbard GO : Psychodynamic psychotherapy of borderline personality disorder : a contemporary approach. *Bull Menninger clin* **65** : 41-57, 2001
(5) Gunderson JG : Borderline Personality Disorder a Clinical Guide. American Psychiatric Publishing, Washington DC, 2001
(6) 林直樹『境界例の精神病理と精神療法』金剛出版、一九九〇
(7) Herman JL : Trauma and Recovery. Basic Books, New York, 1992
(8) 神田橋條治「治療」『現代精神医学大系12　境界例・非定型精神病』、中山書店、93－114頁、一九八一
(9) 狩野力八郎「境界性人格障害の治療」『現代精神医学大系　年刊版'90』、中山書店、303－321頁、一九九一
(10) Kernberg OF : Object Relations Theory and Clinical Psychoanalysis. Jason Aronson, New York, 1976. 前田重治（監訳）『対象関係論とその臨床』岩崎学術出版社、一九八三
(11) Kernberg OF : Severe Personality Disorders. Yale University Press, New Haven. 西園昌久（監訳）『重症パーソナリティ障害』岩崎学術出版社、一九九六
(12) Linehan MM, Armstrong HE, Suarez A, et al : Cognitive-behavioral treatment of chronically parasuicidal borderline patients. *Arch Gen Psychiatry* **48** : 1060-1064, 1991
(13) Masterson JF : Treatment of the Borderline Adolescent. Wiley-Interscience, New York, 1972. 成田善弘・笠原嘉（訳）『青年期境界例の治療』金剛出版、一九七八
(14) Masterson JF : From Borderline Adolescent to Functioning Adult : The Test of Time. Brunner / Mazel, New York, 1980. 作田勉・眞智彦・大野裕他（訳）『青年期境界例の精神療法——その治療効果と時間的経過』、星和書店、一九八二
(15) 皆川邦直・守屋直樹『境界例の治療』皆川邦直・三宅由子（編）『境界例』医学書院、96－135頁、一九九三
(16) 成田善弘『青年期境界例』金剛出版、一九八九

（17）成田善弘・松本修「境界例の治療と薬物」神経精神薬理、**15**、339–343頁、一九九三
（18）成田善弘・市田勝・近藤三男他「境界性人格障害の個人精神療法——文献の検討から」精神療法**29**、275–283頁、二〇〇三
（19）Oldham JM, Phillips KA, Gabbard Go, et al : Practice guideline for the treatment of patients with borderline personality disorder. *Am J Psychiatry* **158**（Suppl), 2001
（20）Stone MH : Treatment of borderline patients : a pragmatic approach. *Psychiaty Clin North Am* 13 : 265-285, 1990
（21）牛島定信「境界例の治療体験は力動的精神療法をどのように変えたか」精神経誌、**96**：676–683頁、一九九四
（22）Waldinger RJ : Intensive psychodynamic therapy with borderline patients : an overview. *Am J Psychiatry* **144** : 267-274, 1987

境界例とのかかわり　――「援助」という視点――

本論文は平成一五年に行われた第二一回日本児童青年精神医学会での教育講演である。この学会は医師だけでなくコメディカルの方が多数参加される大規模な学会で、当日も大会場に一杯の聴衆であった。あまりの多さにびっくりして講演のペースを誤り、当日は途中までしか話せなかったので、後日追加して活字にしてもらった。

境界例は私が精神科に入局以来一貫して関心をもち続け、治療に取り組んできた病態である。その過程で私が学んだもっとも重要なことは「患者に自立した個であることを一貫して期待する」ということであった。そしてこれは他の病態に関しても、私の精神療法の基本姿勢となった。本論文は私の基本姿勢がしだいに定まってくるその過程を示している。

はじめに

精神科医になって三十数年になる。私が精神科に入局したころは、米国における境界例研究がもっとも活発になった頃で、わが国の精神医学界にも境界例という概念は導入されてはいた。しかしそれはまだ十分に市民権を得ておらず、幸か不幸かまわりに境界例について教えてくれる先輩もいなかった。私が精神療法を志していたゆえか、それとも私の心性が境界例の心性に親和性があったゆえか、入局して二、三年目には境界例と呼びうるような患者を何人か担当していた。患者と自分との間にいつのまにかでき上がってしまう濃密で波瀾に富んだ関係の中で、さまざまに感情を揺さぶられながら、手探りで、ともかく一所懸命に治療に取り組んでいた。熱意だけは人後に落ちなかったと思う。しかし熱意と一所懸命だけでは患者は治ってくれない。ますますこじれてきて、患者も傷つき、治療者としての私も傷つくという経験を何度もした。そういう苦い経験の中から、私なりに気づいたり考えたり工夫したりしているうちに、境界例とかかわる私の姿勢がしだいに変化してきたように思う。本稿ではその変化をふり返り、現時点での私の姿勢と治療の実際について述べる。

一　境界例とかかわる私の姿勢の変化

はじめは境界例を根本的に「治療」しよう、彼らの人格構造を変化させようと思っていた。医者だから患者を「治療」しなければと素朴に思っていた。また当時読んでいたのがカーンバーグやマスターソンなど米国の精神分析家のものであり、そこでは「治療」が論じられ、患者の人格構造の変化こそが重要と述べられていたからである。しかしこれは容易にできることではない。まして初心者であった当時の私にはきわめてむずかしいことであった。実際自分のしていることをふり返ってみて、患者のしでかすさまざまな困ったことにどう「対処」するかに苦慮しているだけだと思うようになった。境界例について発言する人が少なかったゆえか、精神科医になって一〇年もしたころからときどき講演を依頼されるようになったが、その時の表題も「境界例の治療」ではなく「境界例への対処」とするようになった。

しかしその後私の見方は少しずつ変化した。境界例の行動がこちらから見ると困ったことであっても、彼らなりに現実に対処しようとする努力なのかもしれないと思うようになった。患者は低い不安耐性、貧弱な衝動コントロール、貧弱な感情調節能力といったハンディキャップをもちながら、現実の世界で生きていくべく苦闘している。しかしそれがうまくゆかないので患者も苦しみ、周囲も迷惑している。治療者の仕事はそういう彼らの苦闘を手助けして、彼らが自らの問題に自ら対処できるように「援助」することだと思うようになった。境界例とかかわる私の姿勢が「治療」から「対処」へそして「援助」へと変化したのである。

このように私の姿勢が変化してきた理由の一つは境界例の予後調査の結果を知ったことにある。残念ながらわが国には予後調査がきわめて少ないが、米国の研究によると、境界例は四〇歳頃になるとかなり安定してきて、もはや境界例と診断しなくてもよくなる例が多いという。しかもその間にどういう治療を受けたかは予後にそれほどは影響しない、インテンシブな精神療法の結果は必ずしも期待されたほどではない、という報告がある。一方、自殺率は大体一〇%前後である。こういうことを知った私は、自分にできることは患者が落ち着く年齢に至るまで生きのびさせることだ、患者が自分でそうできるよう手助けすることだと思うようになった。

二つ目の理由は、人格構造の根本的な変化を目指すようなインテンシブな「治療」によって、患者も治療者も傷つくことがあることを、自分自身の経験から、また若い治療者に対するスーパービジョンの経験から知ったからである。治療者の治療的野心が患者と治療者双方を傷つける、そうい

表１　治療者の中に生じやすい気持とその変遷（成田，1993）

「力になってやりたい，助けてやりたい」
↓
二者関係への埋没
「患者のことをわかってやれるは自分だけだ」
↓
病理の開花
「こんなはずではなかった」
↓
生身の露呈
困惑と葛藤
「どうすることもできない，どうしてよいかわからない」
↓
「悪いのはやはりおまえだ，おまえのような人間は見捨てられて当然だ」

うことを避けたいと思うようになった。

三つ目の理由は、ここ一〇年ほどの私の臨床の場の変化にある。私はここ一〇年ほどは町なかの小さなクリニックで外来診療のみを行っている。入院病棟を持つ大きな病院で働いていたころに比べると、患者を抱えるキャパシティが小さくなっている。その分患者に、自分の問題に自分で対処してくれるよう期待せざるをえないのである。

二　初心の治療者の抱く感情とその変遷
――境界例の病理との関連

表1は、境界例をなんとか「治療」したいという熱意を持った、誠実でやさしい治療者が患者とかかわるとどんなふうに感じるか、そしてそれがどのように変化するかを示したものである。この表は私自身の経験を踏まえて、また若い治療者のスーパービジョンの経験を踏まえて作成したものである。

熱心でやさしい、しかしまだ境界例とかかわった経験の少ない治療者が患者と出会うと、どんな気持になるであろうか。治療者は患者にどこか惹かれ、めぐり合ったのだという気持になる。自分がすでに喪った、あるいは適応のために押さえてきた青年期心性あるいは「境界人」心性が蘇ってくる。患者の中に、かつての自分が見える。すると治療者のやさしさや情熱が引き出されてくる。なんとか彼らの力になってやりたい、助けてやりたいという気持になる。

こういう気持でかかわっていると、しだいに、患者の一見異常と見える言動の背後に悲しさや空しさがあることがわかってくる。彼らのこういう気持を今まで誰もわかってやっていなかった、前治療者も教師も親も誰もわかってやらなかった。患者を本当にわかってやれるのは自分だけだという気持になってきて、周囲が無理解で冷たい人たちばかりのように思えてくる。こうなると患者と治療者の間に他者排除的な二者関係が成立し、治療者はこの二者関係の内側からしか世界が見えなくなる。二人の関係を外から見ることができなくなる。

その二者関係の中で患者は容易に退行し、分裂や投影性同一視といった原始的防衛機制が活発に作動し、ときには「自分は特別な存在なのだ」といった自己愛的万能感が露呈する。患者は面接の時間や頻度の増加を要求し、治療者がいついかなるときでも応じてくれることを当然のごとく求める。そして治療者の一挙手一投足に反応し、激しい敵意や怒りをあらわにし、行動化が頻発する。やさしい治療者も「こんなはずではなかった」と思うようになる。

しかし熱心で心やさしい治療者はここで患者を見捨てることができない。この患者は今まで何度も見捨てられてきたのだから、自分が今またそれを繰り返すことはできない、そんなことは治療者としてすべきでない、と思う。患者がなかなか治らないどころかむしろ悪くなったように見えるのは自分が未熟で無能だからだ、と自分を責める。同僚や先輩にも相談しにくい。そのうち患者が重荷に感じられ、怒りや敵意すらわいてくるが、そんな気持を持つ自分が悪い人間のように思えてしまう。患者は治療者の陰性感情を発見することにかけては気味の悪いほどの能力を持っているから、「私のことを重荷と感じているのでしょう」とか「もう来なくてよいと思っているのでしょう」と問いつめてくる。こういうとき患者は過去のさまざまな人間関係での「見捨てられ」を重ねて経験している。かつて前治療者から、教師から、恋人から、母親から見捨てられた体験が重なり、それらを区別して取り出すことができない。だから治療者は前治療者や教師や恋人や母親に対する怒りや恨みを一身に引き受けなければならなくなる。だから治療者は、患者の怒りは不当だ、自分は濡れ衣を着せられていると感じる。しかし治療者が誠実であればあるほど、患者の非難や攻撃に一片の真実があることを認めざるを得ない。境界例とかかわっていると、確かに患者のことを重荷に感じたり、怒りを覚えたり、ときには来なくなればありがたいと思ったりしないでもない。治療者という役割を超えた生身の自分の感情が露呈してくる。

治療者は困惑し、「どうしてよいかわからない」「どうすることもできない」という無力感に陥る。この無力感は実は境界例患者がずっと抱えてきた気持である。彼らのさまざまな問題行動はこの無力感に対処しようとする彼らなりの努力であったかもしれないのである。このように治療者は患者と同じように無力感に陥ってしまう。自分が治療者として有効に機能しているという実感が持てなくなる。

こうなるとついにやさしい治療者も怒り出し、「悪いのはやはりおまえだ。おまえのような人間は皆に見捨てられて当然だ」と感じ、ときにはそれを口にしてしまう。こういうときに悲劇が生じる。患者が重大な自傷や自殺企図をする。「裏切られた」などと治療者を攻撃する。ときに訴訟を起こす。ストーカー的になる。ときには無力感を一挙に解消するために（と思われる）治療者が患者と性的関係を持つが、それがまた患者を傷つけ苦しめる。治療者の方も深く傷ついて心身症症状や抑うつが生じる。精神療法から手を引かざるをえなくなったり、転勤せざるをえなくなったりする。

境界例はときどきガラリと変わる。おだやかで治療者にむしろ従順であったのが、突然激しい感情をあらわにし治療者を攻撃する。しかし彼ら自身はガラリと変わっていることは自覚せず、対象がガラリと変わることを恐れている。そして患者が恐れているとおりに、「力になってやりたい、助けてやりたい」と思っていた「よい」治療者が、「悪いのはやはりおまえだ、おまえのような人間は皆に見捨てられて当然だ」と患者を攻撃し見捨てる「悪い」治療者にガラリと変わってしまうのである。このように境界例はかかわる対象を変容させるのである。

三　援助の具体的方策

以上のような事態を避けるためにも、治療者は患者に「自立した個人」であることを一貫して期待し、そうなれるように患者を「援助」することが必要になる。その具体的方策を以下に述べる。

1　治療目標を具体的に設定する

境界例は神経症と比べて主訴が漠然としていて不明確なことが多い。たとえば「困ったことがたくさんありすぎてとても一つには絞り切れない」「苦しいから癒されたい」「心的水準を上げたい」「居場所がない」「自分がない」「心のオアシスになってほしい」などである。このように主訴が漠然としているのは、一つには彼らが不安を限局化する能力に乏しいからである。神経症患者は不安を特定の症状に限局化し、他の領域ではそれほど不安でなくいられるが、境界例の不安は彼らの生活全般に浸透している。彼らはいつでもどこでも不安なのである。そのため主訴も漠然とひろがってしまう。

もう一つは境界例が治療者との関係を問題解決のための手段と見なすことが困難で、関係自体を目的視してしまうからである。治療者・患者関係は本来職業的役割関係である。一般に職業的役割関係は何らかの目的達成のための手段であって、その関係自体が目的ではない。たとえば私が床屋に行くのは散髪をしてもらうという目的でいくのであって、床屋の主人と人間関係を持ちたいと思っていくのではない。身体の病気で医者にかかるときも、病気を治してもらいたいからであって、その医者と親密な人間関係を作ることが目的ではない。こういう関係は目的が達成されればおのずと終結する。ある意味では両当事者が終結に向かって努力する関係とも言える。これに対して生身の人間関係はそれ自体が目的である。たとえば夫婦関係は夫婦であるということ自体が目的であって、他の目的のための手段ではない。関係自体が目的であるから両当事者が終結に向かって努力するということはない。

境界例は関係希求的であって、治療者との関係を手段と見なすことができず目的にしてしまう。そしてその関係を手段と見なす治療者を冷たいとか、見捨てるとか体験し、治療者の一挙手一投足を気にかけ、なんとかして関係を永続させようとする。こうなると治療関係を終結させることができなくなる。そうならないためには、関係の外に目標をかかげて、「今われわれがこうして会っているのは～のためです」としてその「～」のところを、つまり治療目標を明確にし、関係を手段としておかねばならない。しかも目標はなるべく具体的に明示する必要がある。「自分がない」と訴える患者に自分があるようにしようといっても、何をどうしてよいかわからない。「居場所がない」という患者に居場所を作ってやろうとすれば、患者と結婚しなければならなくなるかもしれない。ところがやさしい治療者はつい関係そのものを提供したくなる。そうならないために、関係の外に具体的な目標を立てる。たとえば「居場所を作る」ではなくて「家で家族に暴力をふるわなくて居られるようになる」ことを目標とする。こういう具体的な目標を立てておけば、それを達成するにはどうすればよいかを考えることができる。

2　治療を構造化する

治療を構造化するとは、患者から見てこの治療では自分はどう振る舞うことが期待されているかが明確になるように状況を設定することである。たとえば面接時間を三〇分と決めると、患者には三〇分たったら面接室を出て行くことが期待されていることが明確になる。ところが患者が話したそうだからといって、あるいは治療者の都合によって面接時間が一定しないと、患者から見ると何分たったら面接室を出て行くことが期待されているかが判然としない。こういう無構造な状況に置かれると境界例患者は容易に退行する。

構造はいったん設定したらなるべく守るのがよいが、境界例の治療においては患者の状態により構造を変更、再設定しなければならないことも多い。そういう場合、構造変更後の患者の変化を変更に対する患者の反応ととらえて、変更を患者がどう体験したかを探ることが大切である。医師は薬物を変更して患者に変化がみられたら、その変化を薬物変更に対する反応ととらえる。構造の変更は薬物の変更に劣らぬ重要な意味をもつので、その後の患者の変化を反応と考えて、それをめぐって患者と話し合うことが必要である。

3　行動化をコントロールする

患者との信頼関係を確立してから行動化をコントロールするという考え方は、境界例に関しては不適切である。とくに自己破壊的な行動化は、まずそれに注目しコントロールすることが必要で、信頼関係はそれを通して築かれる。そのためには、

行動化を自我違和化する

行動化とは治療者の判断である。患者にとっては行動化は自我親和的なもので、患者自身が自分は行動化をしていると意識しているわけではない。やむにやまれず、あるいは当然のこととしているので、それがおかしい、治さなければと思っているわけではない。そこが自我違和的な症状と異なる。治療者は患者の行動化に何かニックネームをつけて（たとえば、「例の大好きな大騒ぎ」）繰り返し話題にし、患者にそれを直視させ、治療の対象だと思ってもらう必要がある。

行動化の適応的側面を評価する

行動化の中にはかつて適応的であった行動がいわば時代遅れになって不適応的となっているものがある。たとえば赤ん坊がお乳がもらえないので手足をバタバタさせて泣き叫ぶと、お母さんがとんできてお乳をくれる。だから手足をバタバタさせて泣き叫ぶことは赤ん坊にとってきわめて適応的な行動である。しかし青年期になって母親からの情緒的供給が得られないから手足をバタバタさせて大声で叫んだりすれば、身体が大きくなっているから窓ガラスぐらい割るかもしれず、母親も怖がって近づかない。つまり不適応的な行動ということになるが、発生的には適応的だったものが時代遅れになっているのだと考えることもできる。また、ある種の行動化はもっと破壊的にならないための患者なりの努力と見なしうる場合がある。たとえば死なないために手首を切る、母を殴らないために物に当たるなど。治療者はこういう理解を患者に伝える。

行動化の生じたいきさつを明らかにする

行動化の直前の出来事とそのときの患者の気持と行動化とをつなげてごく短いストーリーを作る。たとえば「母親に電話したがつながらなかった——気持がモヤモヤした——手首を切った」というストーリーである。そしてそれを患者に自覚してもらうように促す。

行動化の直前の感情の同定と言語化を促す

患者は行動化の直前の感情を問われても、明確な感情として自覚していないことがある。治療者はその感情の自覚と言語化を促し、ときには患者の未自覚の感情にことばを与えることもする。たとえば、「そういうときには怒りを覚えても不思議はない」とか、「きっとさびしかったのではないか」など。

原因探究より対策を重視する

家庭で母親を殴るという行動ゆえに入院していた少年が、かなり落ち着いたので外泊することになった。ところが帰宅したとき母親が不在だったのでいらいらし、下駄箱をぶっ壊して帰院した。こういう場合、混乱している少年に対して、「下駄箱を壊しただけで帰院したのは適切な判断だった」とまず評価することが必要である。そのまま家にいて母親が帰ってきたら、母を殴ったかもしれない。そうなる前に下駄箱を壊しただけで帰院してよかったと伝えるのである。患者が混乱しているときに、母親との関係に遡って混乱の原因を探究するようなことをしては、患者はますます混乱してしまう。いらいらしたときに患者がすることには、薬を多量にのんで自殺を図る、手首を切る、親を殴る、物に当たる、母親の布団にもぐり込む、ボーイ（ガール）フレンドに添寝をしてもらう、夜中でも友達に電話をかけ回る、睡眠薬を二、三日分飲んで寝てしまう、風呂に入る、音楽をきく、などさまざまである。これらを患者なりの対策と考えて、そのうちより適応的なものを支持強化する。「なぜいらいらするのか」と質問し、過去に遡っていらいらの原因を探究するのに先立って、まず「そんなときどうしているの」と質問し、対策を検討することが必要である。

制止する

行動化に先立つ感情は肯定しても、自己破壊的な行動化ははっきりことばで制止しなければならない。たとえば憎らしいという感情は肯定しても、その人を殴るという行動には反対し、制止する。ところがやさしい治療者は制止しないことがある。患者はやむにやまれずそうしているのだから、制止してもきかないであろうと考えるのである。しかしそういう態度は行動化を助長する。ことばで制止しても行動化がおさまらない場合は、「自分でコントロールしてほしいが、それが難しいなら、一時病院の壁にコントロールしてもらいましょう」といった形で入院を勧める。治療の初期から、入院を選択肢の一つとしてあげておくとよい。

4 「それであなたはどうするつもりですか」

米国の精神分析医ウィシュニー（Wishnie）（一九七五）の論文にこういう一節がある（筆者による要約）

患者が来院した。いくつかの現実的危機が一時に発生した直後のことである。患者はその危機を混沌とした、とりとめのない、劇的な語り口で説明した。治療者が淡々とした、当然のような口調で訊ねた。「それであなたはどうするつもりですか」こう言われて患者は「医者はあなたでしょう。教えてください」と言うが、治療者がやはり淡々と前記のことばをくり返すと、患者は腹立ちまぎれにいくつかの解決策をひねり出し、しぶしぶながらそれらの策の得失を比較検討し、解決の方策を立てた。

私はこれを読んでなるほどと思い、「どうしてよいかわからない、どうすることもできない」という患者に対して、まずすぐ口には出さないが「それであなたはどうするつもりですか」と思いつつ会うようにし、その後しだいに口に出して問うようになった。そうなってからふり返ってみると、それまでの私は「治療者たる私は患者にどうしてやることができるのか」と強迫的に自問していたことに気づいた。つまり患者は無力だと想定し、できない患者に代わって自分が何とかしてやらねばと思っていたことになる。しかし患者の状況や運命を患者に代わってどうにかしてやることなどできはしない。だから治療者も「どうしてよいかわからない、どうすることもできない」という気持になってしまう。「あなたはどうするつもりですか」と問うことの基礎にはマスターソン（一九八三）のいう「患者はできると想定する」ことがある。ただしそれによって患者に負担がかかることを念頭に置かねばならないが。

5　不思議に思って問う

患者が少しずつ落ち着いてきたら、患者の言動で治療者に納得のゆかないところ、不思議に思えるところを患者に問うことも必要である。

あるスーパーバイジーが報告する患者の言動が私には不思議に思えることが多かったので、一つひとつその治療者に訊いていくと、彼はそのときの患者の気持を縷々《るる》説明する。「こういうとき患者はいつもひきこもるようですが、どうしてなのでしょう」と私が問うと、その治療者は「それは患者が無力感に陥っているからです。子どもの頃からそういう気持をずっともっていて、いつも母親に代わってやってもらっていたのです」と答える。そうわかっている治療者は、患者がひきこもるのは仕方のないことと考えて面接ではあえて取り上げていないと言う。こういう応答をくり返すうちに、その治療者は私のことをなんと察しの悪いスーパーバイザーかと思うようであった。その治療者は患者の気持が患者以上によくわかり、先取りして配慮したり代行したりしている。

しかしこういう治療者にかかっていては患者はよくならない。患者自身が自分の振る舞いを見直すという心の仕事をしなくてもよいからである。患者に自分の退行的言動を直視させるには、治療者が不思議がって問わねばならない。ではどこを不思議がるか。自立した個人が振る舞うようには患者が振る舞わないところを不思議がる。ここで治療者の患者観、人間観が問われる。患者は無力で依存的な存在だという患者観をもっていては、患者の依存的振る舞いを不思議がることはできないのである。

6　達成を評価する

患者が自立に向けて成し遂げたことを評価することも重要である。とくに患者が自分ではそれほど肯定的に評価していないことの、ときには否定的に評価していることの肯定的側面に光をあてるようにする。たとえば「以前より苦しいというのは気持を心の中に入れておけるようになってきたからだと思う」とか「アルバイトができてよかった。たとえ三日間でもゼロよりはるかによい」などである。とくに治療の後半に患者が自立に向かって何事かを成し遂げたときに、私はともに喜ぶようにしている。不思議に思う態度が身につくにつれて、それと併行して、達成を評価しともに喜ぶ態度ができてきたように思う。「患者はできる」と想定することの表裏が「できないのは不思議だ」（直面化）と「できてよかった」（達成の評価）であるらしい。これはおそらくマスターソンのいう「打てば響くコミュニケーション（communicative matching）」にあたるであろう。これは患者が見捨てられ抑うつから抜け出して自立に向かって行う新しい関心、活動を治療者がともに喜び、語り合おうとすることをいう。マスターソンはこれを分離個体化過程の再接近期に子どもが個体化しようとするとき母親がこれをともに喜ぶことに比している。

7　体験の境界を確立する

境界例の体験においては、自と他の、過去と現在の、精神内界と外界の区別が不鮮明になっていることが多い。患者の話を聞いていると、自身の気持を語っているのか母親の言ったことをそのまま語っているのか区別しがたいことがある。また過去の重要人物への気持と現在の重要人物（治療者）への気持とが融合し、重なり合って体験されて、区別できていないことがある。ときには心の中で感じたり考えたりすることと外界の現実の行動や出来事とが区別できていないことがある。そういうところに注目し、患者の注意を促し、自と他、過去と現在、内界と外界の境界を確立するように働きかける。神経症水準の患者に対してはそのような境界をむしろ意識せず重ね合わせて聞いてゆくことが必要なのと対照的である。

8　分離の肯定的側面を評価する

境界例は分離を「見捨てられ」と体験しがちだが、分離には卒業、成長、出発といった意味もある。そのことを念頭において、治療者からの分離を仄めかす患者を無理に引き止めないようにし、「ためしに」そうしてみてもよいのではといった態度で話しあうようにする。

9　家族を援助する

境界例患者とともに生活し、日々かかわっている家族には大きな負担がかかっている。また家族がどうかかわるかは患者の経過に大きな影響を及ぼすので、家族を援助することはきわめて重要である。

家族の罪責感を軽減する

患者の家族とくに母親は、患者（子ども）がこうなってしまったのは育て方が悪かったせいではないかと罪責感をもつ。母親が周囲から責められることもある。家族に罪責感が強いと患者に対してはれものに触るような態度になり、それが患者の退行を助長していることがある。そういう家族に対して、境界例の病因は多元的であって、家族（とくに母親）だけで患者を境界例にすることはできない、家族にはそんな魔法のような力はないことを説明する。

家族構成員間の境界を確立する

境界例の家族においては、家族構成員間の境界が不鮮明になっていることが多い。たとえば母親が患者（子ども）について語ることばを聞いていると、子どものことを話しているのか自分のことを話しているのか、子どもが表現したことを話しているのか、母親が子どもの気持だと推測したことを話しているのか判然としないことがある。そういう場合、主語を明確にするよう介入し、母子間の境界確立を援助する。また、家族内で投影性同一視が行き交い、患者が投影の受け皿となって患者自身として扱われていないことがある。たとえば祖母にかわいがられている患者に対して、祖母（姑）に陰性感情を抱く母親が患者を祖母と同一視して敵意を向けてしまう、父親が娘に対して母親（妻）に期待すべきことを期待しそのように接してしまう、といった場合である。患者は祖母あるいは母親として扱われて、患者自身として扱われていないことになる。このような場合、家族に投影の対象（祖母、母）と患者自身を区別するように、患者を患者自身として扱うように働きかける。

患者へのかかわり方をその結果から評価する見方を導入する

家族のかかわりが患者の怒りや混乱を招いていることはよくあるが、家族の気持としてはよかれと思ってかかわっているので、それが奏功しないと、怒りを覚えて患者を責める。それが一層患者を混乱させるといった悪循環が生じていることがある。そういう場合、患者が混乱した直前の家族とのやりとりをふり返り、患者の混乱の引き金になっている介入を見定め、まずはそういう介入をしないように促す。つまり介入の基礎にある家族の気持や意図（しばしば善意）からではなく、まずはそれが患者を混乱させたか安定させたかという結果からその介入の是非を判断する、といった見方を家族ができるように促す。

父親の役割について

患者に対する反応が母親まかせになっていて、母親が不満を抱いていることがよくある。こういう場合治療者が父親にも子どもにかかわってほしいと要請することが多いと思われるが、私の経験ではこれは必ずしもうまくいかない。父親はどうしてよいかわからず、患者を叱りつけるだけになったり、あるいは母親と同じような接し方をすることになる。患者から見ると母親ひとりだけでも大変だったところへ、もう一人同じようなことをする親が加わったことになってしまう。私は父親に対して、育児に協力するのに先立って、母親を妻として、ひとりの女性として見直し、ときどきは二人で食事に行ったり音楽をききに行ったりすることを勧めている。母親が妻として、女性としての自分を取り戻すと「巨大な母親」が縮小し、患者との関係もかえってうまくゆくものである。

家族それぞれが自分の時間をもつよう促す

患者が病気でいると家族中が患者にかかりきりになり、関係があまりに濃密になって、そのことが互いに負担になったり、互いの心理的境界を一層不鮮明にしたりすることがある。家族が患者のことを気づかうばかりでなく、それぞれ自分の時間をもつことは、家族に一時の休養を与えるばかりではなく、患者に自立を促すことにもなる。このような理解を家族に伝える。

10　治療チームの形成に向けて

患者は自身の内界に不安を保持することができず、さまざまな行動化によって周囲の人たちをまきこんでいる。患者の周囲にはさまざまな人たちがかかわっている。入院していれば、主治医のほかに病棟看護師、ソーシャルワーカー、臨床心理士、作業療法士、そしてときには清掃のおばさんや警備員もいる。外来であれば家族、教師、友人、職場の上司、同僚、ときには保健師や民生委員や警察官などもかかわっている。治療者は一人で患者を抱え込もうとするのではなく、患者をとりまく人間関係を俯瞰し、誰が、どこで、どのようにかかわっているかを把握する。そしてこれらの人たちからの情報を集約し、こちらからも電話をかけたり手紙を出したりカンファレンスを招集したりして、情報を伝達し、助言をし、周囲の人たちのかかわりができるだけ治療的になるように働きかける。周囲の人たちがある方向性を共有してかかわるようになれば、治療チームが形成されたことになる。このようなケース・マネジメントは必ずしもいつも成功するとは限らないが、そういう視点を持つだけでも、患者を抱え込んで共倒れになることを防ぐために有意義である。

おわりに

境界例とのかかわりにおいては、患者を自立した個人と、あるいはそうなりうる人と見なし、それを「援助」する姿勢が重要なことを強調し、その具体的方策を述べた。必ずしも意を尽くせなかったところもあるので、他の拙稿（成田、二〇〇一、二〇〇四）を参照していただけるとありがたい。

（本稿は第四五回日本児童青年精神医学会総会における教育講演に加筆したものです。機会を与えていただいた本城秀次会長ならびに関係者の方々に、また当日座長をしてくださった長年の友人、榎本和先生に感謝します）

文献

（1）Masterson JF : *Countertransference and psychotherapeutic technique*, New York, Brunner/Mazel 1983. 成田善弘訳『逆転移と精神療法の技法』星和書店、一九八七
（2）成田善弘「境界例とのかかわり」『精神療法の経験』184―216頁、金剛出版、一九九三
（3）成田善弘「境界人格障害への援助」精神科治療学、**16**、413―417頁、二〇〇一
（4）成田善弘『改訂増補青年期境界例』金剛出版、二〇〇四
（5）Wishnie HA : *Inpatient therapy with borderline patients*. In March, J. E. (ed.) : *Borderline state in psychi-atry* (pp.41-62). New York, Grune & Stratton., 1975

強迫の精神病理と精神療法の展開

強迫性障害も私が長年にわたって治療に取り組み研究してきた病態である。私は患者の価値意識、人生設計《ライフデザイン》、対人関係などに現れる強迫的スタイルに着目し、患者がそれに気づき、それを和らげ、「正義の味方」ではなく「人間の味方」になってくれることを願ってかかわってきた。そしてその過程で、彼らが強迫の内側に抱えている世界との不調和感と孤独に気づいてきた。本稿ではそこまでふれていないが、強迫性障害に関する私の経験と考えに関心がおありの方は拙著『強迫性障害――病態と治療』（医学書院、二〇〇二）をお読みいただきたい。本稿はそれへのイントロダクションともいえる。

はじめに

強迫性障害はフロイト（Freud, S.）以来神経症つまり心因性疾患の代表と考えられてきたが、この考えは近年の生物学的研究の発展によって挑戦を受けている。すなわち、強迫性障害の患者は心理的要因や環境的要因と作用し合う生物学的要因をもつと考えられるようになってきている。治療に関しても、症状に直接働きかける薬物療法や行動療法の有効性が明らかになり、精神分析あるいは洞察志向的精神療法では治りにくいことも明らかになっている。しかしどのような治療を行うにせよ、患者の心に何が生じているかを理解すること、患者のパーソナリティや生活状況を把握し、患者がどのように人生を生きているかを知ることはやはり必要であろう。

本稿では強迫の精神病理についての研究の歴史を概観し、ついで広い意味での力動的立場からの精神療法の実際について述べる。

一 精神病理の研究の歴史

1．精神分析以前

現在の強迫性障害による疾病の例をはじめて記載したのはフランスのエスキロール（Esquilol, J.E.D.）（一八三八）だという。この例は接触恐怖ともいうべき女性例である。その後ファルレ（Farlet, J.P.）は強迫性障害にあたる例を疑惑症の名称で記述した。この両者の記述は症状の記述、分類に主眼をおいたものである。その後モレル（Morel, B.A.）（一八五七）は変質論つまり病因論的視点をもった論議を展開し、強迫症状を性倒錯、オナニズム、暴力行動、殺人衝動、盗癖、過食とともに精神的変質的徴候の中に入れた。モレルの分類では強迫症状が行動の衝動の異常と並べて論じられていて、強迫を衝動性障害のスペクトラムの中でとらえようとする今日の見方と共通している。

ここまでは強迫を精神病の周辺にあるもの、精神病の薄められたものとしてとらえる視点であったといえる。これを神経症というまとまりのもとにヒステリーと並べて精神病から切り離してとらえるようになったのは、一九世紀終わり頃になってからのことである。

ジャネ（Janet, P.）（一九〇三）はある水準の行動を可能にする心理的緊張を生じさせる心理的な力を想定し、それが全般的に低下した状態を精神衰弱とし、心理的な力の部分的低下であるヒステリーと対比した。そして強迫の諸症状、恐怖症、心気症、睡眠障害などを精神衰弱に含めた。ジャネの考え方は生物学的な考え方と結びつきやすいもので、のちのエイ（Ey, H.）の考え方につながるものである（以上鈴木國文（一九七九）による）。

ドイツにおいてはグリージンガー（Griesinger, W.）（一八六八）が根拠探索癖と質問形式恐怖観念について論じた。強迫という言葉がほぼ今日の意味で用いられたのはこのグリージンガーの論文であるとする見解もある（以上、浦島誠司（一九六五）による）。ヤスパース（Jaspers, K.）（一九一三）、シュナイダー（Schneider, K.）（一九九四）が強迫現象について詳細に記述し、強迫現象の記述に関してはほぼ完成をみた。

2　古典的精神分析

強迫を神経症の一型として病因論にまで立ち入って概念化したのはやはりフロイトであろう。フロイトがその概念をどのように形成してきたかは、本特集の古典的症例を論じるところで語られると思うので、ここでは精神分析における強迫神経症の概念について結論的なところを述べる。

精神分析では、一般に神経症の成立について次のように説明する。

自我が衝動の比較的発達した水準つまり性器的段階にまで発達したのちに、エディプス状況に関連した不安、葛藤の耐え難い増大があると、これがより早期の固着点までの退行を引き起こし、幼児的、前性器的衝動が出現する。この段階において超自我が重要な影響力を及ぼし、それが内部の葛藤を増大させる。それに対してさまざまな防衛機制が作動し始め、不安と葛藤をさまざまな程度に抑える。症状と性格障害は、はじめの耐え難い不安、退行の到達点、そこから生じる原始的（イド）衝動、超自我によって引き起こされる不安と罪責感、自我の防衛機制のさまざまな組み合わせて相互作用などにより形成される。

アンナ・フロイト（Freud, A.）（一九六六）は一九六五年の国際精神分析学会のシンポジウム「強迫神経症」を総括して、次のように述べている。すこし長くなるが引用する。

「範囲についてみると、強迫神経症は一つの特異的な心的布置であって、自我親和的で正常に近いものから、きわめて重症の神経症的障害、時に統合失調症あるいは統合失調症との境界領域にあるものまでの広がりをもつ。前者の端では強迫が人格の形成に向けての安定化作用をもち、後者の端では強迫はその人の生活を極度に障害し、内的平衡と外的適応のいずれに対しても有害である。

防衛されているイド内容の質は肛門サディズム期の衝動である。

自我の働きから見ると、このようなイド衝動を意識から排除しようとして、否認、抑圧、退行、反動形成、分離、取り消し、魔術的思考、疑惑、不決断、知性化、合理化などがさまざまに組み合わされて用いられる。これらは抑圧を除いてすべて厳密に思考過程の領域で作用する。

臨床像は固定し、安定化しており、反動形成と知性化が大きく作用している。

強迫神経症の形成されやすい条件についてみると、強迫的防衛が生じるのは自我が衝動よりも急速に成長した時である。すなわち肛門サディズム傾向が最高潮に達する時、自我と超自我がすでにそれらに耐えられないほどに成長した時である」

このアンナ・フロイトの総括は先に述べた精神分析の神経症成立についての一般論を強迫神経症に適用したもので、精神分析の古典的見解をまとめたものであるが、新しい点がみられないわけではない。たとえば強迫神経症の範囲を広くとったことが、のちのサルズマン（Salzman, L.）の「強迫スペクトラム」という概念や「強迫的スタイル」という概念につながったと思われる。ただし治療についてはとくに新しいものはみられない。

3 人間学派

こういう古典的精神分析を批判する形で、強迫神経症者の住む世界を理解しようとした人たちにストラウス（Straus, E.）（一九二八）、フォン・ゲープザッテル（von Gebsattel, V.E.）（一九三八）など人間学派と呼ばれる人たちがある。彼らは強迫神経症者が彼らをとりまく空間を、また彼らが生きる時間をどのように体験しているかをありありと記述している。以下に浦島（一九六五）を参照しつつ筆者なりに彼らの考えを要約する。

強迫神経症者にとって空間は相貌的構造を帯びている。合理的な空間が後退し、世界が変質する。明るい表層の現実が後退し、暗い、不気味な、本来秘密で隠されてあるべきものがあらわになり、いたるところに崩壊、腐敗、死の影をみる。また強迫神経症者はしばしば未来を話題にするが、未来に向かって真にひらかれているわけではない。彼らは未来を過去の延長としかみない。つまり未知なる可能性の世界を退去の延長としかみない。日々が均一化され歴史的分節が失われ、そしていずれプツリと切れてなくなってしまう。彼らの未来の果てには黒々とした死が口をあけている。時間はその死に至る過程にすぎない。生きるものに特有な有限性の究極の表現である死を患者が受け入れられないところに、こうした体験の本質がある。時間は過去から未来へと過ぎてゆくものであるが、一方では生成や展開や成長を意味するものである。強迫神経症者にはこの後者の意味が失われる。彼らは人が生きている限り生じうる新しいこと、予期せざることを避ける。この無意味な時間の呪縛から逃れるには、患者は時の流れを止めることはできないことを、時の経過の中で生きねばならないことを学ばなければならない。過去の喪失を否認するための空しい努力で現在を埋めることをやめ、過去を喪われたものとして嘆くことができるようにならねばならない。それができて、はじめて、奪われていた現在と未来の生命力が回復するのである。

こういう人間学派の記述は魅力的ではあるが、やはり治療論に乏しいように筆者には思われる。

4　対人関係学派

上記の流れとは別に対人関係論の立場から強迫神経症を研究したのがサリヴァン（Sullivan, H.S.）（一九五六）である。サリヴァンは強迫神経症は小児期の安全保障作戦の一流産形態であるという。強迫神経症者は重要人物からくる不安に対して、たとえば「ごめんなさい」といえばすべてが許されるといった言語魔術を用いてそれを除去しようとする。彼らは他者との関係において安全保障感が得られなくなると「言語を用いて人を振り回す作戦」に訴えるが、その結果彼らが本当は何を言っているのかわかりにくくなる。つまりサリヴァンによれば、強迫神経症にとって重要なのは安全保障感であって衝動の充足ではない。衝動が問題になるのは、その衝動が安全保障感を脅かす時だけである。

サリヴァンの系譜を継ぐサルズマン（Salzman, L.）（一九六八）は、現代にもっともよくみられるパーソナリティは強迫パーソナリティであるとし、その特徴として尊大な自己像とコントロール欲求をあげている。そして強迫的行為パターンのほとんどは無力感と不確実感を克服しようとする患者の試みであるという。ただし患者がコントロールしようとするのは敵意や攻撃性ばかりではなく、やさしさの感情も含む。患者はやさしさの感情が露呈して親密な関係に入ることがコントロール喪失につながると体験するのだという。

サルズマンは、強迫パーソナリティの治療の重要な課題は彼らの強迫的な、どちらが上に立つかという「綱引き合戦」(tug of war)に巻き込まれることなく、洞察を伝え、学習と変化を促すことであり、最終的には彼らに尊大な自己像を放棄させ「人間としての限界」を受け入れさせることだという。そして強迫パーソナリティの諸特徴や、患者の機能の仕方、様式すなわち「強迫的スタイル」に働きかけることが必要だという。強迫的スタイルとは全知への欲求、疑惑癖・逡巡・不決断、尊大性、儀式などをいう。精神療法に関しては、治療者が積極的であること、断固としたところと柔軟性を合わせもつこと、逆転的感情に気づくこと、いま・ここを重視すること、必要に応じて積極的に介入すること、特に「強迫的スタイル」を見極めてその変化を促すことなど具体的で実際的な技法を提示している。

このような積極的態度は古典的精神分析家の受身的態度からはかなり離れていて、現代の認知行動療法家のいうところと共通するところもあるように筆者には思われる。

サルズマンは、強迫が正常範囲のものから強迫パーソナリティ、そして強迫神経症に至るスペクトラムをなしているとし、さらに強迫に関連するさまざまな病態についても論じている。すなわち無力感と孤立無援感に対する防衛としての強迫という術策がその目的を果せなくなり、人が自分の弱さを認めざるを得なくなった時、抑うつ、恐怖症、精神病への退行、嗜癖状態（アルコール依存、肥満、薬物嗜癖、強迫的ギャンブル、強迫的自慰など）、妄想状態などが生じるという。

これまでにも強迫と抑うつとは関連が深くしばしば合併するとされてきたし、強迫と統合失調症との関連については強迫が統合失調症への防衛として働くなどの議論があったが、サルズマンは力動的立場からこれらの関連について論じている。

近年非力動的立場のホランダー（Hollander, E.）（一九九三）やラスムッセン（Rasmussen, S.A.）（一九九四）、などが強迫関連スペクトラム（OCRDS：obsessive-compulsive related disorders spectrum）あるいは強迫関連疾患スペクトラム（OCSD：obsessive-compulsive spectrum disorders）を提唱している。たとえばラスムッセンは強迫スペクトラム障害に醜形恐怖、心気症、離人症、摂食障害、抜毛症、病的ギャンブル、チック、境界性パーソナリティ障害、妄想性障害、てんかん、自閉症、他の広汎性発達障害などを含めている。ただしホランダーやラスムッセンは状態像の類似性や生物学的研究から見出される共通性や関連性に注目しているのであって、必ずしも心的布置や機制の共通性を考えているわけではない。しかし力動的立場からも非力動的立場からもスペクトラムという考え方が出てきていることは、強迫に関連するいくつかの病態が心的布置や機制を共有するとともに、何らかの生物学的基盤を共有することを示唆していてきわめて興味深い。

5 現代の精神分析

サルズマン以後の力動的立場からは、強迫の成立に対象喪失や外傷の影響が指摘されている。わが国の西園昌久（一九七七）は執着性格を「貪欲に対象にしがみつく傾向」とみて、そのような人が対象喪失の不安を抱くときに強迫症状を呈し、対象を喪失したときにうつ病を生じるとしている。ギャバード（Gabbard, O.）（一九九四）は、幼児期に愛情やケアの不足による自己愛の病理の代償として、安全主義や知性化、反動形成が生じるとしている。筆者ら（成田ら、一九七四）も現代の青年期の強迫性障害患者の特徴として、人格の中核に自己愛的特徴をもち、その自己愛を守るために周囲に強迫的防衛を張りめぐらしている例が増えていることを指摘している。

「はじめに」でもふれたように、現代では強迫神経症に対する精神分析の治療効果については悲観的な見方がなされていて、精神分析の関心は強迫症状そのものから強迫パーソナリティに移ってきている。たとえば現代の精神分析の旗手の一人ギャバード（一九九四）は「精神力動的治療は症状から二次的に派生した対人関係の問題に取り組む際にのみ有効な療法かもしれない」と述べ、力動的アプローチは患者の薬物を服用することへの抵抗を克服するのに役立ち、また患者が家族をコントロールするので家族力動に配慮した治療が効果的であると述べている。

以上みてきたように、力動的治療の焦点は強迫性障害の症状からパーソナリティへと移ってきているが、ここに一つ問題がある。従来強迫性障害は強迫性パーソナリティ障害の基礎の上に発症するとされてきたが、近年の実証的研究は必ずしもこの考えを支持していない。たとえば西岡和郎（一九九五）は内外の文献を広範囲にレビューして、「強迫性人格障害は以前考えられていたより強迫性障害には少ないし、強迫性障害発症の必要条件ではないと言えそうだ」としている。

とはいえ、強迫性障害患者と接していると強迫的特性をもつ患者が多いという印象は否めない。

この点について、それが必ずしも病前からのものでない場合もあるように思う。強迫性障害のような重症の精神障害なら、その症状が日常生活のあらゆる領域を侵蝕し、パーソナリティ機能に大きな影響を及ぼすことはありうると思われる。強迫性障害患者でかなりの強迫的パーソナリティと思われた患者が、症状が改善するとパーソナリティ特性と思われたものも同時に改善することがある。こういう場合、パーソナリティの変化と症状の改善が併行したとも考えられるが、パーソナリティ特性と思われたものが実は症状の一部あるいは症状に伴うパーソナリティの機能の変化であったと見なしうるかもしれない。

6 DSM-Ⅲ（American Psychiatric Association, 1980）以後

DSM-Ⅲでは、多軸診断が採用され、強迫性障害はAxis Iに、強迫的パーソナリティはAxis IIに位置づけられ、両者の間の内的関連はとくに論じられていない。DSM-Ⅲの診断基準は病因論に立ち入ることなく症状あるいは特性を記述したものである。周知のことであろうが、ここでDSM-Ⅳ-TR（American Psychiatric Association, 2000）の強迫性障害および強迫性パーソナリティ障害の診断基準をあげておく。

このDSM-Ⅳ-TRの記述をみると、従来強迫神経症の診断において必須とされていた不合理性の洞察が必ずしも常に存在しなくてもよいことになっている点が注目される。嶋田博之（二〇〇七）が指摘するように、強迫性障害の診断はフロイト以前の症状記述に戻ったとも言える。また強迫性障害の範囲は強迫神経症よりも広くなったようである。

表1　DSM-IV-TRの強迫性障害の診断基準

A．強迫観念または強迫行為のどちらか。

（1），（2），（3）および（4）によって定義される強迫観念：

（1）反復的，持続的な思考，衝動，または心像であり，それは障害の期間の一時期には，侵入的で不適切なものとして体験されており，強い不安や苦痛を引き起こすことがある。

（2）その思考，衝動または心像は，単に現実生活の問題についての過剰な心配ではない。

（3）その人は，この思考，衝動，または心像を無視したり抑制したり，または何か他の思考または行為によって中和しようと試みる。

（4）その人は，その脅迫的な思考，衝動または心像（思考吹入の場合のように外部から強制されたものではなく）自分自身の心の産物であると認識している。

（1）および（2）によって定義される強迫行為：

（1）反復行動（例：手を洗う，順番に並べる，確認する）または心の中の行為（例：祈る，数を数える，声を出さずに言葉をくり返す）であり，その人は強迫観念に反応して，または厳密に適用しなくてはならない規則に従って，それを行うよう駆り立てられていると感じている。

（2）その行動や心の中の行為は，苦痛を予防したり，緩和したり，または何か恐ろしい出来事や状況を避けることを目的としている。しかし，この行動や心の中の行為は，それによって中和したり予防したりしようとしていることは現実的関連をもっていないし，または明らかに過剰である。

B．この障害の経過のある時点で，その人は，その強迫観念または強迫行為が過剰である。または不合理あると認識したことがある。

注：これは子どもには適用されない。

C．強迫観念または強迫行為は，強い苦痛を生じ，時間を浪費させ（1日1時間以上かかる），またはその人の正常な生活習慣，職業（または学業）機能，または日常の社会的活動，他者との人間関係を著明に障害している。

D．他の軸の障害が存在している場合，強迫観念または強迫行為の内容がそれに限定されていない（例：摂食障害が存在する場合の食物へのとらわれ，抜毛癖が存在している場合の抜毛，身体醜形障害が存在している場合の外見についての心配，物質使用障害が存在している場合の薬物へのとらわれ，心気症が存在している場合の重篤な病気にかかっているというとらわれ，性嗜好異常が存在している場合の性的な衝動または空想へのとらわれ，または大うつ病性障害が存在している場合の罪悪感の反復思考）。

E．その障害は，物質（例：乱用薬物，投薬）または一般的疾患の直接的な生理学的作用によるものではない。

▶該当すれば特定せよ

洞察に乏しいもの　現在のエピソードのほとんどの期間，その人はその強迫観念および強迫行為が過剰であり，または不合理であることを認識していない。

表2　DSM-IV-TR の強迫性パーソナリティ障害

秩序，完全主義，精神面および対人関係の統制にとらわれ，柔軟性，開放性，効率性が犠牲にる広範な様式で，成人期早期までに始まり，種々の状況で明らかになる。以下のうち4つ（またはそれ以上）によって示される。

（1）活動の主要点が見失われるまでに，細目，規則，一覧表，順序，構成，または予定表にとらわれる。
（2）課題の達成を妨げるような完全主義を示す（例：自分自身の過度に厳密な基準が満たされないという理由で，1つの計画を完成させることができない）。
（3）娯楽や友人関係を犠牲にしてまで仕事と生産性に過剰にのめり込む（明白な経済的必要性では説明されない）。
（4）道徳，倫理，または価値観についての事柄に，過度に誠実で良心的かつ融通がきかない（文化的または宗教的同一化では説明されない）。
（5）感傷的な意味のない物の場合でも，使い古した，または価値のない物を捨てることができない。
（6）他人が自分のやるやり方どおりに従わない限り，仕事を任せることができない。または一緒に仕事をすることができない。
（7）自分のためにも他人のためにもけちなお金の使い方をする，お金は将来の破局に備えて貯えておくべきものと思っている。
（8）堅苦しさと頑固さを示す。

二　精神療法について

諸学派のあるいは諸家の精神療法を一つひとつ紹介することは筆者の能力を超えるので、ここでは筆者自身が行っている治療について述べる。筆者の治療は基本的には力動的理解に基づいていて、技法的にはサルズマンの影響が大きいと思うが、かなり折衷的なものである。

1　症状に関して

とくに治療初期には症状を重要なこととして聞くことが必要である。強迫性障害の患者は自分を病気ではないと思っていることもあるが、他方で自分でコントロールできないこの奇妙な症状は狂気ではないかと恐れていることもある。コントロール欲求の強い彼らは自分がコントロール不能の状態つまり狂気に陥ることを恐れているのである。また自分が患者として、すなわち弱者として治療者の前に現れざるをえないことをはなはだ不本意なことと思っている。だから彼らは逡巡したあげくようやくにして受診する。そのようやく受診した患者が治療者から「そんな馬鹿なことで悩まなくても」などと「一笑に付されて」治療をすぐにやめてしまうことも珍しくない。治療者は患者の苦しみを思いやって、症状の訴えを重要なこととして聞かねばならない。

次に患者が今まで症状にどう対処してきたかを聞くと、その第一は治療歴である。今までどこでどういう治療を受け、患者がそれをどう評価しているかを聞く。患者自身が症状に対して「やめて」と声をかけて強迫行為を中止したり、いやな観念が浮かぶと急いでそれを打ち消すような観念を浮かべたりしていることもある。おはらいを受けるなど呪術的なことをしている人も多い。自分を強い人間にしようと鍛練的なことをする人もいる。こういう患者（と家族）の対処に対しては頭から否定したりせず、その効果を検討するといった姿勢で望む。患者はなんとか症状を克服しようと闘っている場合が多いので、その闘う態度を和らげる必要がある。筆者は「青い空に白い雲が浮かぶように、不安を心の一隅に浮かべたままにして、ふだんどおりに生活しましょう」と告げることにしている。不安を精神内界は保持し対策を講じないようにするということは、さまざまな精神療法に共通する技法のように思う。

患者が保証を求める場合は保証を与える。保証を与えることは基本的な解決にならないとして、保証を与えないという方針の治療者もあるようだが、著しく不安の高い状態のままで精神療法を進めることはできない。ていねいに説明し保証するとある程度安心する患者もある。彼らは信頼しうる人物からきちんと説明されたり保証されたりした経験が少ないのである。しだいに、保証、確認を求める患者に「あなた自身はどう思うか?」と尋ねるようにすると、「たいてい大丈夫と思うのですが……」と答えるから、「そのあなたの健康な部分の判断を信用しましょう」と伝えるようにしている。

中には他者に保証、確認を際限なく求めたり、症状の一部を代行させようとしたりする患者もある。われわれ(成田ら、一九七四)が一九七四年の論文で「巻き込み型」と呼ぶ患者である。親や配偶者が患者の状態をみるにみかねて手助けしたり要求に応じたりしていると、要求はしだいに増大し、パートナーは患者の手足のごとく患者の不安解消に奉仕させられることになる。そうなるとパートナーの方にも怒りが生じ、患者はこれに反応して、一層不安を高め「巻き込み」がさらに激しくなる。こういう場合筆者は、筆者とパートナー同席の面接で、「不安の解消を他の人に手助けしてもらっていては、二人がかりで不安に対処していることになり、あなた自身の心の器が不安を抱えていられるように大きくなってこない。苦しくても不安を自分の心の中に容れておくようにしていると、しだいに心の器が大きくなって不安に耐えられるようになる」と説明する。筆者はこれを「心の器モデル」と呼んでいる。このように説明したからといって「巻き込み」がただちに消失するわけではないが、起こっている事態を患者とパートナーに説明し、そこから脱け出す方向を示すことにはなる。要するに「巻き込み」には限界を設定することが必要だが、患者の要求を突然、一挙に拒絶するのは患者をパニックに陥らせるので、まずパートナーに、現在以上に強迫行為の手助けをしないようにして、その後しだいに手助けを減らしてゆくよう助言する。その際治療者の助言にしたがってそうしていることを患者に伝えてもらう。

他方患者がひとりで強迫行為をしているときは、さしあたり干渉しないようにと家族に伝える。家族は患者の強迫行為をみていると「いつまでやっているのだ」などと干渉しがちだが、そういう干渉はほとんどの場合患者を一層不安にし強迫行為を増強させる。そして患者に多少でも改善がみられた場合にそれを評価し、ともに喜ぶようにするのがよいと伝える。

2 病歴から生活歴へ

病歴を聞くにあたっては、「どういうことで来られましたか」と問うて患者の語るところについてゆくのが原則だが、患者の話があまりに詳細になったり枝葉にわたったりする場合は、「まず大筋を話してください」と告げる。そして症状の発症と経過だけでなく、発症や増悪に前駆する人生の出来事、生活の状況、とくに対人関係とそこでの患者の感情を明らかにするよう努める。発症や増悪の前には患者の不安が高まっている。たとえば学校での成績の低下や受験の失敗など、他者との比較や競争において患者が敗北（の恐れ）を経験するとき、あるいは結婚や妊娠、出産によって新しい役割を担わされるときなのである。こういった発症や増悪に関係する出来事や状況が、患者の過去の重要人物との体験と重なって体験されていることもある。たとえば受験の失敗は、幼少期に親から他の子と比較された体験と重なっているかもしれない。出産や育児に関する不安は、自身が子どものころ親から十分な安全感が得られなかったことと関係しているかもしれない。病歴をたどりながら、患者に病歴と過去の人生とのつながりに気づいてもらうこと、そこに共通する不安や葛藤を明らかにしていくことが重要である。患者はその不安や葛藤を否認したり、回避したり、置き換えたり、知性化したりしている。それらを一つひとつ明らかにしてゆく。

3　強迫的スタイルについて

筆者は強迫性障害のあるところ、必ずしも強迫的パーソナリティ障害が存在しなくても、強迫的スタイルがほとんどその場合にみられるという印象をもっている。

以下に、サルズマンとはやや異なるところもあるが、筆者が強迫的スタイルと考えているもののいくつかをあげ、それに対する治療的対応について述べる。

原因追求の構え

患者はいったいどういう原因でこうなったのかと「原因」を知りたがる。こういう構えの背後には全知への欲求が潜んでいる。もちろん強迫性障害がなにゆえ生じるかは治療者として知りたいところではあるが、強迫性障害の成立にはさまざまな要因が関与していて一つの「原因」をとり出すことはできない。そういうことを説明して、さしあたり原因追求は一時棚上げして、いまできることから手をつけていこうと提案する。

感情のコントロール

患者は感情を弱さのあらわれと思ったり、恐ろしいものと思ったりして、必要以上に抑え込んでいる。そのため感情のうっ積が生じ、ときにはそれが爆発して激しい行動となって噴出する。患者はそれを恐れてますます感情を抑え込もうとして悪循環が生じている。その上彼らは、たとえば自分が人を憎くて殺したいと思うと本当にその人が死んでしまうという体験をすることがある。フロイト（一九〇八）はこれを「思考の全能」と呼んだ。知人が事故にあいはしないかと考えていたら、翌朝の新聞にその知人が患者が考えたとおりの事故にあったという記事が載っていた。父親と口論して「親父など死んでしまえ」と思ったら、数日後に父親が脳卒中で死亡した。患者はこういうエピソードをしばしば口にする。だから患者は敵意や攻撃心をもつことを恐れ、そういう感情を否認、抑圧するので、ついには人間的にもっともな敵意すら許容できなくなる。

治療者は彼らの対人関係を具体的に明らかにした上で、「そういう状況では（人間である）あなたがそういう感情を抱いても無理はない」と許容し、同時に、そういう感情を抱いたからといってそれは精神内界のことであって、外界の現実に直接作用するものではないことを保証する。彼らは敵意や攻撃性ばかりではなく、他者に対するやさしい気持を表出することも苦手としている。やさしい気持を表出すると他者との親密な関係に入り込むことになり、そこでコントロール困難に陥ることを恐れるからである。治療者はそういう彼らにやさしさの感情を自覚し表出することを促す。

自己不確実感と完全主義そして全知全能への欲求

患者の疑惑や不決断や再三にわたる確認は彼らの自己不確実感に由来するが、その背後には自分はすべてを知り、すべてを完全に行いうる存在だという尊大な幻想が潜んでいる。彼らはこの幻想を維持するために、自分の誤りや欠陥を露呈するかもしれない現実とのかかわりを回避し、責任を伴う決断や実行を遅らせる。何もしないでいれば、何でもできる可能性の中にとどまっていることができるからである。治療者は彼らの完全主義と、「人間でありながら神様のような完全を目指している」などと多少戯画化して示し、「思い切って」「ためしに」やってみることを勧める。

黒か白か

両価性、両義性、曖昧性は人間存在にとって不可避であるが、患者はこれに耐えることが難しい。彼らは「すべてかそれとも無か」「黒か白か」と考える。中間の領域は弱さとみなされる。こういう彼らに、治療者は機会あるごとに中間の領域、灰色の領域の存在を指し示し、それを受け入れられるように促す。

言葉の煙幕

強迫性障害患者の多くは多弁であるが、彼らの言葉はむしろ真のふれ合いを妨げる。彼らの言葉は抽象的、観念的、一般論的であって、個々の具体的な生きた経験につながらない。しかも彼らの話はしばしば脇道に逸れる。本質的なものと非本質的なもの、関連のあるものとないもの、図と地の区別が困難になる。正確を期そうとするあまりに些細な事柄が際限なくとり上げられ、結局は事態が不明瞭になる。こういう彼らに対して治療者は積極的に介入し、できるだけ具体的に話すように促し、話を本筋に戻すよう努める。

身体性

身体をめぐって患者の意識を目覚めさせることは重要な治療目標の一つである。患者は筋の過緊張に由来する肩こりなどをもつことが多いが、それを自覚しないこともある。また患者は一般に身体運動を好まない。身体運動に必要な我を忘れることを、コントロール喪失として恐れるからであろう。身体について折にふれて話題にすること、身体をコントロールするのではなく、身体の出すメッセージに聴き入るように促すこと、身体運動を楽しめるようにやってみることを勧めることは治療的に意味がある。

4　逆転移について

患者の話が枝葉末節にわたり要領を得ないこと、保証、確認の要求がくり返されること、彼らの話が知的、観念的、抽象的、一般論的で生の感情が伝わらないことなどに治療者がいらいらさせられることがある。また患者が治療者の能力や権威を問題にし、治療者が価値を切り下げられるように感じて、どちらが上に立つかという間に引き込まれてしまうこともある。治療者は、こういう患者の態度が強迫という病のなせるところであって、患者はそうせざるをえないのだということを理解し、彼らの内心の深い非安全感と孤独感を感じとらなければならない。

文　献

（1）American Psychiatric Association : Diagnostic and Statistical Mannual of Meutal Disorders, Third Edition. Washington DC, American Psychiatric Association, 1980.
（2）American Psychiatric Association : Diagnostic and Statistical Mannual of Mantal Disorders, Fourth Edition, Text Revision. Washington DC, American Psychatric Association, 2000. 高橋三郎・大野裕・染矢俊幸訳『DSM−Ⅳ−TR精神疾患の診断・統計マニュアル』医学書院、二〇〇二
（3）Freud A : Obsessional neurosis : a summary of psychonaltic view as preseated at the congress. J

Psychoanal 47 ; 116-122, 1966.
(4) Freud S : Bemerkungen üher einen Fall von Zwaugs nenrase, 1908. 小此木啓吾訳「強迫神経症の一症例に関する考察」『フロイト著作集9』213–282頁、人文書院、一九八三
(5) Gabbard O : Psychodynamic Psychiatry in Clinical Practice-The DSM-III Edition. Washington DC, American Psyhiatric Press, Inc. 1994.
(6) von Gebsattel VE : Die walt des Zwangskranken. Mschr. Psychiat. Neural 99 ; 10-74, 1938.
(7) Hollander E : Obsessive-compulsive spectrum disorders : an overview. Psychiatric Annals 23 ; 355-358, 1993.
(8) Jaspers K : Allgemeine Psychopathologie, 1913. 内村裕之・西丸四方・島崎俊樹他訳『精神病理学総論、上・中・下』岩波書店、一九五三
(9) 成田善弘・中村勇二郎・水野信義他「強迫神経症についての——考察——「自己完結型」と「巻き込み型」について」精神医学、19、957–964頁、一九七四
(10) 成田善弘『強迫性障害——病態と治療』医学書院、二〇〇二
(11) 西岡和郎・笠原嘉『強迫性障害と関連する人格』精神科治療学、6、435–445頁、一九九五
(12) 西園昌久『強迫の意味するもの』精神分析研究、21、180–186頁、一九七七
(13) Rasmussen SA : Obessive-compulsive spectrum disrders. J Clin Psychiatrg 55 ; 89-91, 1994.
(14) Salzman LC : The Obsessive Personality. New York, Scince House, 1968. 成田善弘・笠原嘉訳『強迫パーソナリティ』みすず書房、一九八五
(15) Schneider K : Klinische Psychopathologie. Stutgart, Thieme, 1950. 平井静也・鹿木敏範訳、文光堂、一九六五
(16) 嶋田博之「強迫の臨床における精神分析の機能」精神科治療学、22、491–497頁、二〇〇七
(17) Straus E : Ein Beitrag jun Psycho pathologic der Zwangsneurose. Mschr Psychiat Neurol 98 ; U-101, 1938.
(18) Sullivan HS : Clinical Studies in Psychiatry. New York, Norton, 1956. 中井久夫・山口直彦・松川周吾訳『精神医学』臨床研究、みすず書房、一九八三

解離をめぐる問題の所在

解離の患者とくに解離性同一性障害（多重人格）の患者が一時期多く見られたが、このごろでは比較的軽症化してきたような気がする。ちゃんとした解離になりきれていないが、しかし自分の体験していることの主体が自分であるという感覚が希薄で、自分の体験をまるで他人事のように語る患者が増えている。たとえばうつ状態になっても、うつ状態になった由来や意味を考えたり自責的に悩んだりするのではなく、うつの波が来た、これは私の責任ではないから何とかして！　といった患者が増えている。「自己」というものについての意識が変化しつつあるのだろうか。

本稿は「精神療法」三五巻二号（二〇〇九）の特集「解離とその治療」の冒頭に編者として書いた文章である。関心のある方はぜひ特集全体を読んでいただきたい。

はじめに

本稿は解離をめぐる問題の所在を示し、本特集の編集意図を説明するものである。

解離はジャネ以来精神医学の古くからの問題であるが、フロイトによる抑圧概念の提唱とブロイラーによる統合失調症概念の確立とによって、精神医学の中央から辺縁へと押しやられてきた観がある。ところが一九七〇年代に入って、アメリカを中心に多重人格やそれと心的外傷との関連が注目されてにわかに脚光を浴びるようになり、わが国においても精神医学のみならず一般の人々の関心も深まっているようである。しかし実際に解離の治療に取り組む治療者は必ずしも多くはない。中には解離の治療を断る精神科医もあると聞く。自分の中にもう一人の、あるいは何人かの別の人格が居るという解離現象のあまりの不思議さに圧倒されて、かつて統合失調症に対したときのように了解不能として避けてしまうのであろうか。あるいは解離患者の与える演技的な印象に辟易してしまうのであろうか。それとも解離性障害が治療者の態度や介入によって生じる治療因性（医原性）のものだという批判から、解離に関心を持つことを意図的に避けるのであろうか。こういう状況で、解離を示す多くの患者が必ずしも適切な治療を受けられないでいるようである。解離をめぐる問題を理解しそれに取り組むことは現代の治療者の責務であろう。

一　解離とはどのような現象か

問題の第一は、解離とはそもそもどのような現象であるか、どのような精神病理と症候を示すのかという問題である。

ＩＣＤ-10によると、解離は「過去の記憶、同一性と直接的感覚の意識、そして身体運動のコントロール間の正常な統合が部分的にあるいは完全に失われることである」とされ、解離性健忘、解離性遁走（フーグ）、解離性昏迷、トランス及び憑依状態、解離性運動障害、解離性けいれん、解離性知覚麻痺および知覚脱失、混合性解離（転換性）障害、他の解離性（転換性）障害などに分類されている。多重人格障害は他の解離性障害に含まれていて、「この障害はまれであり、どの程度医原性であるか、あるいは文化特異的であるか議論がわかれる」とされている。

DSM-Ⅳでは「解離障害の基本的特徴は、意識、記憶、同一性または知覚についての通常は統合されている機能の破綻である」とされ、解離性健忘、解離性遁走、解離性同一性障害、離人症性障害、特定不能の解離性障害に分けられている。ICD-10にある解離性運動障害や知覚障害は「鑑別診断で神経疾患または他の一般身体疾患を考慮することが重要であることを強調するために」身体表現性障害の中に転換性障害として入れられている。

ICD-10の方が解離の概念を広くとっているように思われる。ただしDSM-Ⅳには、離人性障害が解離の一型としてあげられているが、ICD-10ではこれは解離性障害ではなく他の神経症性障害に含まれている。離人症状は体験の阻隔感をもちつつもそのことを切実に悩むという特徴をもっており、人格の変化を示したり体験したりしていないので、これを解離と呼ぶかどうかはまだ議論の余地があると思う。

これらの診断基準から見ても、解離現象とは何かについてはまだ必ずしも統一的見解があるわけではない。また解離を示す患者は狭い意味の解離症状だけでなく、頭の中にわき上がるイメージ、幻聴などさまざまな症状を呈し、統合失調症との鑑別が困難な場合も多い。解離性障害の多くが統合失調症と誤診されているという主張もある。解離の、また解離に伴う諸症状と精神病理を理解することは現代の臨床家にとって重要な課題であると言える。

二　解離はなぜ起こるか

その次の問題は、解離という不思議な現象はなぜ起こるのかということである。危機的状況に対する動物の擬死反射と共通のものなのか。心的外傷に対する人間の心理的反応なのか。それとも治療因性のものなのか。あるいは統合失調症や非定型精神病の症状の一つと見るべきか。そしてそこに生物学的基盤がどの程度あるのか。脳はどのように働いているのか。こういう疑問に現在の精神医学はどの程度答えられるのだろうか。おそらく環境要因、患者の心理的要因、脳の神経ネットワークなどの生物学的要因の重なり合いが解離を惹き起こすのであろう。

近年解離と心的外傷の関連が注目されている。たしかに解離症状を示す患者は心的外傷を経験していることが多い。しかしどのような経験が心的外傷となりうるのか、そしてそれがどのようにして解離を惹き起こすのかは、まだ十分に解明されているとは言えない。昨今、大規模な自然災害や戦争や被暴力体験や性的虐待といった極端な状況だけでなく、親の養育態度の偏りなども外傷であるとして、親を加害者と見なして糾弾するといった傾向も一部に見られるようである。患者の中には他罰的姿勢の人もいて、訴訟や賠償請求に訴える人もいる。もちろん真の被害者は救済されなければならないし、加害者は咎められなければならない。しかし社会全般に見られる他罰的傾向に治療者が迎合してしまうことは危険である。また患者の治療にもつながらないであろう。治療者は解離がなぜ起こるかについてバランスのとれた理解を持つことが必要であろう。

精神分析、力動的立場は患者の心的外傷を外界の出来事としてだけでなく、内界のありようからも理解しようとしている。現実に起こった外界の出来事そのものは変えることはできないが、患者がそれをどう体験したかを探究し、その変化を促すことはできるのだから、力動的見方はやはり重要だと思う。また目の前の現象とそこに生じている機制を抑圧と呼ぶべきか、解離と呼ぶべきか、あるいは分裂と呼ぶべきかに迷わされることもある。かつてヒステリーと診断されて抑圧理論で理解された精神分析の古典的症例が、現在の目では解離や分裂と理解されるという主張もある。このあたりのことについて精神分析家の見解を聞きたい。

三　自己とは何か

解離について考えさせられるもう一つの大きな問題は、自己とは何かということである。

解離症状の一つである健忘の特殊な型として全生活史健忘がある。これは健忘が全生活史にわたり、自分の名前や家族や生活史上の出来事について、つまり自分は何者であるかについてすべて忘れてしまうが、他の記憶たとえば一般的知識や言葉や文字などについての記憶は保たれているというものである。このような患者に直面すると、自己とは何かという問題を否応なく考えさせられる。

解離性同一性障害（多重人格）はその問題をもっとも端的に示すものである。従来自己とは単一で連続性のある統合されたものと考えられてきたが、解離性同一性障害に出会うと、自己とは多重で不連続なものかもしれないと考えざるをえなくなる。患者が「今日の私は私自身ではない」と言い、治療者が「あなたは今日、誰ですか?」と問わなければならないような状況が生じる。こういう自己のありようは現代文明のありようを反映しているかもしれない。さまざまなサブカルチャーが併存する現代社会では、状況に応じて変化しつつ適応する多面的自己が求められるかもしれない。その多面的自己の延長上に多重人格が存在するのだろうか。

筆者は一〇年ほど前ある女子大で学生相談を担当していた。ある学生が来室して、沈んだ表情で過食症状を訴えていた。私の研究室で面接していたので、たまたま他の学生が入室してきたことがある。二人は友だちだったようで、相談に来ていた学生はぱっと明るい表情になり、「あーら、〇〇ちゃん、久しぶり」などと言葉を交わした。その友だちが出て行くと、彼女は再び沈んだ表情になった。その変化があまりにも鮮やかだったので、私が「急に表情が変わりますね」と言うと、彼女は「さっきのは友だちバージョンの顔です。今はまた相談室バージョンの顔に変わってきました」と言う。彼女には他にも「母親バージョン」「バイトバージョン」などいくつか顔があるそうで、対象や状況に応じてそれぞれの顔になって生活していると言う。必ずしも意識して使い分けているのではなく、自動的にそういう顔になるので、そのことをとくに悩んでいるわけではないとのこと。彼女は移り変わりながら適応しているので、「多面的人格」ではあるかもしれないが、病気とか障害とは言いにくいであろう。しかし多重人格につながりそうな印象ではある。

つまり、自己という一個の人格の統合を保持し、その中で葛藤を体験するのではなく、統合を放棄して内的葛藤を体験しなくてすむようにし、自己の一面あるいは一部を別々に生きるというあり方が増えてきているように思われる。現代社会がこういうあり方を要請しているのかもしれない。こういうあり方が多重人格（解離性同一性障害）の増加に果たしてつながっているのであろうか？

もう一例をあげる。患者A子の中にはB子やC夫といった別人格が存在していた。あるときA子は薬物を多量服用して自殺を図った。さいわい一命をとりとめたA子に私が「もうこんなことはしてはいけない」と告げると、A子は「薬を飲んだのは私じゃない。C夫だから、C夫に言っておくわね」とケロリとして言う。「A子であれC夫であれ、命が危なくなるのは今ここにいるあなたの身体だ」と言ってもピンとこないようであった。

こういう患者は人格の統合への努力をあまりに容易に放棄しているように見える。心の中に矛盾や葛藤を抱え、それに悩みながら人格の統合を維持しようとしている古典的な神経症患者とはたいへんに違っている。こういう患者に接すると、解離下で行われた彼らの言動に対して、それはときには自傷や他害にまで至るが、それらに対して彼らに責任を問うことが果たしてできるのか、できるとしたらどのようにしてできるのかという疑問に突き当る。これは治療的にも大きな問題となる。

四　治療について

解離患者をどう治療するかは現代の治療者にとって焦眉の課題である。治療は当然のことながら解離をどう理解するかによって異なってくる。フロイトは当初ヒステリーの病因を父親による性的誘惑と考えていたが、のちに患者自身の性的欲動とそれに由来する空想が病因であるとした。この、誘惑説から欲動説への転換は、現代の外傷論者によってフロイトの当時のウィーン文化への迎合であると批判されているようだが、現代の精神分析はこの批判にどのように答えているのだろうか。

また精神分析的治療の本質は、患者が自己の不幸を直視し、その不幸の原因は自分にもあると自覚できるようにするところにあると思うが、これは解離を呈する患者、とくに心的外傷を訴える患者に対してどのようにして可能であろうか。

また解離に対して催眠療法やＥＭＤＲが有効とされているが、それらはどのように作用して有効となるのだろうか。

また芸術療法の有効性も言われているが、患者が治療者のもとで作品を作ることが、どのようにして治療的となりうるのであろうか。

以上、解離をめぐって私が疑問に思っていること、もっと知りたいことをいくつかとり上げてきた。

精神療法家の訓練

これも「精神療法」三六巻三号（二〇一〇）の山中康裕先生編集の「精神療法家・心理療法家の養成と訓練」という特集の中の一論文として書いたものである。養成と訓練について体制やカリキュラムのまだほとんど整備されていなかった時代にまがりなりにも育ってきた人間として、自分の経験をふり返りながら書いた。少々精神論的になったかもしれないが、たとえ体制が整備されても、ここで書いたことの重要性は決して減じることはないと思う。

はじめに

「精神療法家・心理療法家の養成と訓練」という本特集には編者の山中康裕をはじめとして筆者を含めて九人が論文を寄稿しているが、冒頭の山中による論文は別にして、筆者以外の他の七人の論文の表題には学派や対象が限定されている。筆者のところだけ「精神療法家の訓練」となっていて限定がない。これは筆者には専門分化しない、より一般的な精神療法を学ぶ人たちの訓練について述べることが期待されているからであろう。こういうことについてはすでに以前の本誌の特集「学派を超えた精神療法・心理療法の基礎訓練」において「精神科臨床と臨床家教育の経験から」（成田、二〇〇二）という小論を書いたことがある。本稿ではこれとの重複をできるだけ避けて、精神療法家の訓練について筆者が日頃感じたり考えたりしていることを述べる。

精神療法家の訓練として重要なことにスーパービジョンや教育分析があるが、これについては本特集の他の著者の多くが語るであろうから、また筆者自身も以前に別のところ（成田、一〇〇〇）で述べたことがあるから、ここではふれないこととし、むしろそれ以前のことについて述べる。

精神療法家の訓練について語るには、その訓練によってどういう目標の達成を目指すのか、どういう精神療法家を養成するのかを明らかにしなければなるまい。筆者はよい精神療法家になるにはまず第一に精神療法家としての基本的な姿勢、態度を身につけること、第二に自身の依って立つ理論を学びとること、第三にそこから生じる技術に習熟することが必要と考えている。以下この三点について述べる。

一　基本的な姿勢について

精神療法家に望まれる基本的姿勢とは、人間の心という大きな不思議なものに向き合っているという畏れの感覚をもち、それに対して一人の人間としてごまかしなく向き合うこと、患者を自身の問題について気づき自ら対処する「自立した個」と、あるいは少なくともそうなりうる存在と見なすこと、そして患者に傾聴し、患者と同じ地平に立ってできる限りの理解を得ようと努めること、しかし必ずしも患者をすべて理解することはできないことを知り、不思議に思われるところに率直に疑問を表明することなどであろう。

こういうことはそれがわかっている人には口にするのが気恥しいようなことであるし、わかっていない人がそれを体得することはきわめてむずかしいことのようである。筆者自身こういう姿勢がどこまで身についているかこころもとない。ただそういうことが大切だと思えるようになったのはよい師にめぐり会えたからだと思う。師から直接こういう姿勢が大事だと言われたわけではないが、師の近くで仕事をし、患者やスタッフに対する師の言動を見聞きする中から、そういう姿勢がごく当然のことだとおのずと思うようになった。とりわけ難局に直面したとき、師ならどうするかを思い浮かべ、それに近づこうと努めてきた。そういうことの積み重ねから基本的姿勢がある程度身についてきたように思う。精神療法家としての基本的姿勢を身につけるにはよい師につくことが必須のように思える。

しかし学に志す人間が一人の良師に出会うことは必ずしも容易なことではない。良師が見つけられなかったらどうすればよいのかと問い返したくなる人もあるかもしれない。しかしよい臨床家はほとんど必ず自分の出会った良師について語るものである。彼らはただ幸運だっただけなのだろうか。

筆者とともに働いてきた人たち、筆者のスーパービジョンを受けた人たちの中に、筆者を師と見なしてくださっている人たちがある。そういう人たちは筆者を理想化し、筆者の中に先ほど述べた基本的姿勢を見出し、それに近づこうと努めている。彼らが語る筆者像を聞くと、あまりに理想化されていることに驚かざるをえない。はじめのうちは、いや私はそれほどの者ではないからと、彼らの理想化をはやく壊さなければと思っていた。しかししだいに、彼らが彼ら自身の中のよいものを筆者に投影し、その筆者に近づこうと努めているのだと思うようになった。そしてその投影はときには筆者の中に可能性として存在するよいものの実現を促してくれることもある。こう思うようになって、彼らの理想化を早く壊さなければなどとは思わなくなった。

筆者にとっての師も、良師であったことは間違いないけれども、いくばくかは筆者の投影の受け手であったのだと思う。良師とはそういう投影あるいは理想化の受け皿になるだけの容量をもった人物なのだろう。良師とはそういう人物に学ぶ者が自身の内なる理想を投影することによって作り上げるものだと思う。

こう考えると、良師は必ずしも身近に現実に存在する人物でなくてもよい。著書を読み、その著者を理想化し、その著者の中によいものを見出すことができれば、その人が良師となるのである。これが傾倒するということなのだろう。精神療法を学ぶには、とりわけ基本的姿勢を学ぶには師に傾倒することが必要なのだろう。傾倒するには勇気と自信が必要である。相手を信じなければならないからである。信じるとはその人物のことが全部わかって予測が可能になるということではない。その人には自分にはわからないところがあるが、それでもその人についていこう、その人から学ぼうと決断することである。本当に信じてよいのか、裏切られるのではないか、呑み込まれて主体性が失われてしまうのではないかといった不安が強くては決断できない。だからその人を信じて傾倒するということは、そう決断する自分の人格を信じるということである。これはむずかしいことであるから、人は批判や欠点探しに走ることになる。その方が安全だからである。

良師に出会い、学ぶことができると、当初自分がその師から学びたいと思っていたこととは別のことを学ぶことになる。そもそもこの人に師事しようと決断するときに、その師から何を学びたいかが明確にわかっているわけではない。車の運転技術を学ぶという明確な目的があって自動車学校の先生につくのとは違うのである。その師から何を学んだかは、学んだあとで、あるいはその師のもとを去るときにはじめてわかるのである。精神療法家にとってもっとも大切なことはそういう形でしか学べないように思う。筆者が師に近づいていったのもなんとなくその人の側にいたくなったからであって、かくかくの姿勢を学びたいと意識して近づいたわけではない。のちにあらためて考えてみると、基本的姿勢を学んだことに気づいたのである。

この基本的姿勢ということが精神療法家にとってもっとも大切なことである。この姿勢が本当に身についていれば、治療者としてそのときどきの自分の判断や感情を正直に表出しても、それが非治療的になることはないように思う。患者も治療者の一時の誤解や技術的誤りには寛容であるが、基本的姿勢の誤りあるいは欠如に対しては深く傷つくものである。

二　理論を学ぶ

先に述べたように本特集の諸論文のうち筆者のところだけ学派や方法の限定がない。これは筆者に依って立つ理論がないということではない。筆者は基本的に精神分析理論に依拠し、そこから導かれる精神分析的・力動的精神療法を行っているつもりである。ただ筆者が心がけていることは、精神分析理論に依拠しているとはいえ、その理論を臨床家としての基本的姿勢とそこから生まれるコモンセンス（そういうものがあると筆者は思う）と照合して確認していこうと思っていること、またその理論を金科玉条として絶対視することなく相対化し、他の理論や考え方にもひらかれた態度をもちたいと考えているということである。

とはいえ、何らかの理論に依拠することは臨床家としてどうしても必要である。理論がなければその治療者のすることは恣意的で場あたり的なものになる。折衷を標榜する人もあるが、実は折衷ほどむずかしいことはない。それぞれの理論がもっている患者観ひいては人間観に違いがあるからである。安易な折衷は無原則、恣意的につながる。

ここでちょっと思い出したことを書いておく。土居健郎は精神療法は「出たとこ勝負」であると言い、神田橋條治は「行きあたりばったり」だと言う。ある程度経験のある治療者ならなるほどそのとおりだとうなずくであろうが、もし昨日精神療法を始めたばかりの治療者が「精神療法は行きあたりばったりですよ」などと言っていたら、誰もそんな人にみてもらおうとは思うまい。「出たとこ勝負」も「行きあたりばったり」も、人間と人間の出会いには理論のカバーしきれない「一回限り性」があることを言っているのであって、理論を否定しているわけではない。

理論を学ぶには本を読むこと、系統講義を聞くこと、スーパービジョンを受けることなどの方法があろう。筆者の若い頃には系統講義を聞く機会などほとんどなく、スーパービジョンを受ける機会も限られていたし、そこで必ずしも理論が学べるわけでもなかった。もっぱら本を読むことで理論を学んできたと思う。中年以後になって理論についての講義をいくつか聞く機会があるようになったが、その経験は書物で学んだことをもう一度確認するのに、あるいは多少肉づけするのに役立ちはしたが、読書による学習に代るようのものではなかった。理論を学ぶのに読書は必須と思う。では何を読んだらよいのか。これは筆者自身常に自問してきた問であり、また若い人たちからよく聞かれる問である。ここでは筆者がどうしてきたかを述べよう。

まず関心の向かうところできるだけ広くいろいろ読むことが必要である。ある程度多読してさまざまな理論にふれなければ、自分がどの理論を学びたいのかわからぬものだし、良書とそうでない書との区別もつかぬものである。あれこれ読んでいくうちに、自分の心に響いてくる書物、あーそうなのだと感じさせてくれる書物に出会う。自分がその書物と出会う、あるいは発見するということが肝要である。他の人から推薦してもらった本が自分にとって「この一冊」になるということは私にはなかった。自分で読んで、あーこれだと思う直接経験から読むべき書物そして著者がわかってくる。こういうふうにして、いわばひいきの著者ができると、その人の著作を何冊か読み、やがては著作集や全集を読む。そうすると、すぐれた人は実にいろいろなことを感じたり考えたりしているということがわかる。その人の理論の背景に実に多くの経験や思索があること、ときには挫折やとまどいがあることがわかり、そこから理論がどのように形成されてきたかを辿ることができる。その著者の進んだ軌の跡を自分も進んでいるような気になる。こういうふうに感じさせてくれる本がよい本である。著者が自分の経験を自分の言葉で語っていないと、読んでこういうふうに感じることはできない。またすぐれた人は途中で理論を修正したり変更したりすることがあることもわかる。これはその人が現実を直視し、現実にあわせて仮説を構築しているからである。その変更の意味を考えていくことがその理論をより深く理解することにつながる。

理論というものはその理論の創始者が患者を（そして人間を）どう理解したかを表すものである。ときにはその理解に納得がゆかないこと、自分の考えとは違うと思うこともある。理論ではこうなっているが、自分の経験ではそうではないように思われるのはなぜか、という疑問をもつことが大切である。その違いが生じるのは自分が未熟のゆえかもしれない。あるいはその理論の成立した状況と、今自分が置かれている状況とが異なっているゆえかもしれない。そういうことを考えながら理論と対話することが必要である。理論は誤りがないものだと考えて患者をそれに合致させようとするようなことがあってはならない。自分と患者と理論という三者関係の中で考えることが必要である。精神療法家の訓練にあたって、理論を学ぶだけでなく、上に述べたような理論とのつきあい方を学ぶことが必要と思う。

三　技術を学ぶ

技術は基本的姿勢と理論から派生してくるものである。理論が技術に結びつかないとすればそれは空理空論だということになる。ある技術を行使するとき、たとえば直面化とか解釈を行うときに、なにゆえそのような介入を行うかが理論から導き出されている必要がある。そういうふうに介入するためにはまず治療者としての技術の行使（介入）がいつも意識的、自覚的でなければならない。面接場面での自分の言動の一切（沈黙も含む）は専門家としての介入であり、その一つ一つに意図や理由があるべきだと考えておく。練達になればいちいち意識しなくても自然にふるまってそれがおのずから理論に合致し、治療的になるかもしれないが、訓練課程では介入はできる限り意識的である方がよい。

そしてその介入の適、不適あるいは効果は介入のあとの患者の反応によって判断される。患者はその介入に直接言及する場合もあるが、一見したところ直接関係のないような連想をすることもある。しかしそこに無意識のつながりを仮定して、その連想を自分の介入に対する反応ととらえてみることが必要である。ごくわかりやすい例をあげると、治療者があるコメントをしたあとに、患者が直接そのコメントについてはふれないが、子どものころ親にわかってもらえずくやしい思いをしたという連想をすれば、治療者のコメントを患者は「わかってもらえずくやしい」と体験した可能性が高い。こういう見方を身につけるにはスーパービジョンやケースカンファランスがどうしても必要になる。ここではケースカンファランスについて述べる。

まず精神療法家の集団が存在し、定期的にケースカンファランスがもたれていることが必要である。精神療法家は訓練途上はもちろんのこと生涯にわたってそのようなグループに所属し、ケースカンファランスに定期的に参加することが望ましい。そして必ず事例を提出する。提出してみると、それは他の人の事例を聞いているだけの経験とはまったく違った経験であることがわかる。それにはまずよい事例報告を書かねばならない。患者が語ったことをただ継時的に並べただけの事例報告をきくことがときどきあるが、治療者がどんなことを感じたり考えたりしたか、そしてどう介入したかが明らかでないと患者の連想の意味もわからず、両者の間にどんなことが起こっているかもわからない。技術の修得、向上のためにも治療者が何を考えてどう介入したかが記述されていなければならない。そのためには記述の仕方を直接話法（患者と治療者の言葉を「　」で引用するいわゆる遂語録的な記述）から間接話法（患者を彼あるいは彼女と記してその発言も直接引用するのでなく治療者がこうとらえたという形で書き、治療者の中に生じた情緒や感覚、それを手がかりにして行った介入なども書く）にしてみるのがよい。

ケースカンファランスでも議論は患者をどう理解するか、その理解に基いてどう介入するかといった具体的な議論から始まるであろう。その議論がやがて理論に及び、ときには基本的姿勢に及ぶこともあろうが、議論の出発点は具体的な理解と介入であろう。そうでなければならないと思う。発表者でない参加者として発表者や他の参加者の話を聞く場合、まず第一に患者の立場に立って聞くこと、自分が患者ならどう感じるかと思って聞く。こういうふうに聞いていると、ブリリアントな発表に聞こえていたものが、実は血の通っていない冷たい治療だとわかってくることもある。その次には自分が治療者であったらと思って聞く。自分ならこう理解するだろう、そしてこう介入するだろうと想像しつつ聞く。さらに自分が今発表しているとしたらどう感じるだろうと思いつつ聞く。発表するときの不安や緊張にも思いを馳せてみるのである。この三つの立場を交代にとりながら聞いていく。

そして発言する際には質問は少な目に、自分の連想や仮説を多目に言う。学会などで司会者が「質問はありませんか」と促すと、こまかな事実関係についてあれこれと質問のための質問としか思えないような質問をする人がいる。発表者はそれにいちいち答えていると、治療の大筋とはあまり関係のないような断片的情報の提供者にさせられてしまう。ときにはそんなことまでは患者から聞いていないので答えられなくなり、壇上で自信を失ってしまう。参加者が自身の連想や仮説、そして自分ならこう介入したいということを述べれば発表者はともに仮説を検討し介入の仕方を考える人になることができる。こういう討論の仕方を学ぶことも精神療法家の訓練として大事なことである。

おわりに

本稿をここまで書いてきて、訓練のための研修体制やカリキュラムについてほとんど述べてこなかったことに気づいた。こういう文章になったのは、筆者が研修体制やカリキュラムの内容を軽視しているからではない。しかし、精神療法家の訓練において根本的に重要なのは、よい精神療法家であろうとする志をもち続けること、そして絶ゆまず自学自習することを考えているからである。あるいは筆者自身が研修体制やカリキュラムの整備されない時代に志を立て、まがりなりにも育ってきた（と思う）ゆえかもしれない。志と自学自習という態度とは、どの時代においてももっとも大切なことだと信じる。

文献

（1）湊真季子「私にとってプロセスノートを書くこととは――特集プロセスノートをどう書くか」精神分析研究、47（2）127―132頁、二〇〇三
（2）成田善弘「スーパービジョンについて――私の経験から」精神分析研究、49（3）250―257頁、二〇〇〇
（3）成田善弘「精神臨床家と臨床家教育の経験から」精神療法研究、28（4）443―48頁、二〇〇二

患者から学ぶ　——治療者の介入に対する患者のコメント——

「精神療法」誌の「患者から学ぶ」というコーナーに書いた文章である。患者から学ぶということを治療者の姿勢としてとらえるだけでなく、実際に患者に教えてもらうことがよくあるということを書いた。患者から教えられたら、そのことを患者に告げるのがよい。患者は治療者に教えることができたと思うと自尊心を高め、それが病の治癒につながることもある。

精神療法にたずさわる者には患者から学ぶという姿勢が大切だとよく言われる。事実治療者は日々患者から学んでいるし、また学ばざるを得ない。

まず第一に、患者が治療者の知らないことを教えようと意識して教えてくれることがある。たとえばフロイトは患者からときどき本を借りていたらしく、『続精神分析入門』の中で「彼（患者）は豊富な蔵書をもっていて、いつもよくその中から本を貸してくれましたので、それまであまり読んだことのなかったベネットやゴールズワージーといった作家を知ることができたのはひとえに彼のおかげでした」と述べている。

私は患者から本を借りたことはないが、治療中に患者が贈り物として贈ってくれた本によって、自分の関心や趣味を広げたり深めたりすることができたことがある。たとえば、私は推理小説が好きなのだが、それでも、それまで読んだことのなかったアンドリュー・ガーヴを知ったのは、ある若い女性患者からガーヴの作品を何冊か贈られてからである。患者の贈ってくれる小説を一つひとつ面白く読んだが、だいぶたってから、ガーヴの小説中にはしばしば素人探偵が登場し、若い女性の協力を得て問題を解決していることに気づき、これは暗に私（未熟な治療者）と患者（の観察自我）のことを意味しているのだろうと気づいた。そのときには治療は中断してしまっていた。気づくのが遅すぎた。

贈り物としてもらわないまでも、いくつかの物語や小説は、たとえば『モモ』や『ノルウェイの森』などは、自分で読む前に何人かの患者が教えてくれた。『ノルウェイの森』は結局自分では読まなかったが、何人かの患者から話を聞いて、荒筋や雰囲気がわかったように思う。はじめは患者の語る本を自分も読むように努めていたが、なかなか時間がとれないこともあり、またむしろ自分では読まないで患者にいろいろ語ってもらう方が実りが多いと感じるようになって、耳学問ですませるようになった。

患者が意識的に教えてくれることばかりでなく、実は面接の中の患者の言動の一切が治療者に何かを教えてくれているわけである。とくに、治療者が何か介入したあとの患者の言動は、その介入に対する患者のコメント（教示）ととらえると学ぶところが大きい。

すでに別のところでふれた例だが、私自身の治療経験から一例をあげる。

患者は中年の女性。骨董や本の買いだめばかりして妻（患者）を省みない夫に嫌悪の情を抱き、すでに長い間性生活を拒否していた。面接を重ねるうちに患者は夫と話し合おうと努力しはじめたが、その話し合いの中で夫は、妻に拒否されたために欲求不満に陥っていたこと、骨董や本はその欲求不満をまぎらわそうとする努力であったことなどを率直に語った。患者はこのことを治療者に報告しつつも、やはり夫を非難する口調であったので、私は「(夫の話に対して)あなたはどう思いますか?」と質問した。そこで沈黙があり、時間切れとなってその面接は終了した。

次の面接を患者はキャンセルした。そのとき私にはその理由がわからなかった。その次の面接にきた患者は前々回の治療者の質問にひどく動揺したと語った。「夫に対してなぜ心をひらかないのか!」と夫の側に立つ治療者から非難されているように感じた。治療者はなんという常識的、道徳的非難をするのかと思い、「私のなめてきた苦しみは地獄の苦しみだった。これくらいのことではとても解消しません!」と叫びたかった。こういう自分の中の激しい気持をどう納めてよいかわからなかったので、前回は面接にくることができなかったという。

ふり返ってみると、前々回「あなたはどう思いますか?」と質問したとき、私はたしかに夫(患者の内的対象としての夫)の側に立っていた。事実夫は「おまえはどう思っているんだ!」と患者を詰問したという。患者は治療者にも詰問されるように感じて懸命に自分の気持を訴えていたところ、その治療者がまさに夫と同じ態度をとってしまったことになる。ラッカーに従えば、治療者は融和型同一視に失敗し、その分補足型同一視に傾いていた。患者の投影性同一視を治療者として内界に保持し消化した上で、治療に役立つ形で患者に返すことができず、現実に患者を咎める、患者の投影のとおりの人物になってしまっていたわけである。

さいわいこの患者は治療者のこの介入に対して破壊的な反応(たとえば無理解な治療者を責めて

閉じこもるという形で、夫との関係を治療者との間で再演する）を起こさず、二週間それを精神内界に保持して考えてくれた。そして、治療者の介入が実はどういう意味があったのかを教えにきてくれたのである。

次に最近のスーパービジョンの経験の中から一例をあげる。

自己愛パーソナリティと思われる青年がある面接で治療者（女性）に「自分は相手の話し方を真似してしまう。おとなしい人にはおとなしく、早口の人には早口にと合わせてしまい、自分の話し方のスタイルがないんです」と語った。治療者は今までの経過をふり返りつつ、「ここでも私の話し方に影響されると思うことがありますか」と介入した。すると患者はかなり驚いたふうに、「えっ、あるのかな……今爆発が起きました……わかんない、わかんない」と言い、混乱に陥った。治療者はこのとき患者がどうしてそんなに混乱するのかわからなかった。次の面接でもはじめは患者の話にまとまりがなかった。やがて患者は今まで一番頼りにしていた姉のことを語りはじめ、「姉もこのごろ疲れている。僕には強いバックアップがない」と言い、「外に求めるんだけど、スルっと抜けられると怖くて心細い。頼ると怖い。パっと落ちてしまう」と続けた。

実はこれが、前回の治療者の「ここでも……」の介入のときに患者が体験したことだったのである。患者は治療者をいわば取り入れて（治療者のバックアップを得て）外界に対処していた。その中から「自分は相手を真似てしまう。自分のスタイルがない」という気づきが生じた。治療者のバックアップと一体となった自己があってはじめて可能になった気づきだったのである。ところが先ほどの治療者の介入で、治療者が一体からスルリと抜け出してしまった。患者は治療者を自己の外の対象として意識せざるを得なくなった。患者にとっては自己そのものが崩壊するような恐ろしい不安だったようである。足場に支えられて、足場のあることなど意識せずにふるまっていたのが、急に足場をとり払われて落下するような体験だったのであろう。患者はそのことを、患者自身の言葉で教えてくれていたのである。

やはりスーパービジョンの経験の中から、もう一例をあげる。

ある若い男性の神経症者に、男性治療者が面接していた。治療者の報告によると、治療者は初期の面接でバウムテストやＨＴＰテストを施行し、その結果を患者に説明したという。そのあと患者は「人と話しているといらいらしてくる。わけのわからんこと言われるとむっとする。暑いときに暑いと何で言うんやろ」と言ったという。

私が、治療者がテスト結果を説明したとき患者がどう反応したかを問うと、治療者は、患者は「あーそうですか」と言っただけですぐそのあとの話に移ったという。さらに私が説明の内容を問うと、治療者は、患者には未熟、未分化なところがあるといった説明をしたという。

私が思うに、患者の「人と話しているといらいらしてくる」以下の言葉は、実は治療者のテスト結果の説明に対する患者のコメントなのだろう。患者は治療者に「わけのわからんこと言われる」と感じて「むっと」したのだろう。さらに患者の連想は父親のことに移った。「父親がかかわってくるのがいやだった。もっと子どもらしい歌を歌えと言っておいて、歌うと『子どもや、あほや』という。父と話していると、いつも自分が悪いと思わせられた」。バウムテストやＨＴＰテストは子どもがするようなことと患者には体験されたのだろう。治療者に言われてそれをしたら、その治療者から「子どもや」（未熟、未分化）と言われた。患者は「自分が悪い」と思わせられた。そのことがかつての父親のかかわりと重なって体験されたのだろう。

つまり治療者の介入（テスト結果の説明）のあとの患者の連想は、その介入が患者にとってどのように体験されたかを告げ、患者が人とのかかわりをどのように体験するかを実に鮮明に治療者に教えてくれているのである。こういう患者の体験を転移性のものと解釈することはむしろ容易である。しかし、治療者は患者にまさしく子どもがするようなテストをしておいて、やっぱりあなたは子どもだと言っている。治療者が何気なく行ったテストとその説明がもつ一面の真実を患者が指摘している（教えてくれている）とも言える。

こんなふうに、治療者の介入のあとの患者の連想を、すべてその介入に対する患者のコメントと考えてみると、ときには痛烈なそのコメントから実に多くを学ぶことができる。（一九九五・二）

このごろ思うこと

小説家池澤夏樹さんの『世界文学を読みほどく』という本を読んでいろいろ考えさせられた。池澤さんはスタンダールの『パルムの僧院』に始まりピンチョンの『競売ナンバー49の叫び』に至る。過去二〇〇年間の大きな小説を十一とりあげて、その中に現れる世界観の変貌をたどっている。池澤さんによると世界観には基本的に二つある。ひとつは、樹木状の分類項目に従う、あるカテゴリーがあってその下にカテゴリーがあってまたその下にカテゴリーがあるという、統制がとれたロジカルな世界つまりディレクトリ型世界と、もうひとつは、単にものがひたすら並んでいるだけの羅列的な世界である。そしてたとえば『パルムの僧院』や『アンナ・カレーニナ』『カラマゾフの兄弟』などはディレクトリ型世界を、ガルシア・マルケスの『百年の孤独』やピンチョンの『競売ナンバー49の叫び』は羅列的世界を現している。人間にはさまざまな事像を関連づけ脈絡をつけたいという自然な欲求があるのだが、現代はそういうことが困難になっていると言う。

これは昨今の境界例や解離性障害と接している臨床医としての筆者の印象と著しく似ている。彼らと接していると、彼らがどういう存在であるか、いかにして現在の彼らになったかを理解することがむずかしくなっていると感じる。彼らが自身の人生のいろいろな出来事に脈絡をつけ、人生をふり返り、おのれを知り、おのれを律するようになってほしいと願って、つまりディレクトリ型世界観の中で治療をしているつもりだが、そういう世界観あるいは人間観が通用しにくくなっているように思う。どうしたらよいのだろうか。まだ私には答が見つからない。

◆書　評

ここ数年の間に書いた書評をいくつか収めた。私はこれらの書物と交わることで多くを学び、さまざまな考えや思いを刺激されてきた。私がどういうところを学んだか、これについてどういう考えや気持を抱いたかを書評という形で言葉にしたものである。大体が好きな本を取り上げているのでポレミック（polemic）な書評ではない。私は好きな本と親身に交わろうと努めた。親身に交わればおのれがあらわにならざるをえない。だから書評のいくつかはその本について語ると同時に私自身について語っていることになる。読者にはそのあたりを楽しんで読んでいただければ幸いである。

『フロイト再読』

下坂幸三著、中村伸一・黒田章史編、金剛出版、二〇〇七

本書は下坂幸三先生の没後に刊行された二冊目の論文集で、著者自身が生前に大まかな収録原稿の指示を書肆に出していたものを、編者が著者の遺志を忖度しつつ編集したものであるという。著者の臨床のありよう、学問そして人柄がよくあらわれた本になっている。

本書は第一部「フロイト再読——技法論を中心に——」、第二部「常識的家族面接を説き明かす」、第三部「変容する社会と心理療法」の三部からなる。第一部ではフロイトの技法論文「医師に対する分析治療上の助言」「分析治療の開始」「想い起こすこと、繰り返すこと、やり通すこと」の三つがとり上げられ、フロイトの言説の明確化、訳語と訳文の検討、そしてフロイトの言うところに照らし合わせつつの著者自身の経験のふり返りと考えが述べられている。フロイト論文の単なる解説ではなく、著者がフロイトと対話し、思索し、ときにはフロイトの考えをこえて自身の見解を述べている。評者に印象深かったところをいくつか拾い出してみる。「『医師に対する分析治療上の助言』について」では、分析家は鏡であれというフロイトの言葉を引きつつ、「鏡は有用・明瞭（古い鏡では逆におぼろげ）といった意味のほかに、洋の東西を問わず、呪術的・魔術的意味を」もった「両義的なもの」であると指摘し、「患者（家族）のひとりひとり、治療者のひとりひとりの鏡体験の相違を浮彫りにすることが心理療法の基本である」と述べている。「『分析治療の開始』について」では、自由連想は日常の思考体系を崩し、その上で内奥の自覚的、無自覚的（無意識的）秘密をもらさざるをえないようにする治療法であり、「外見はもの静かでも、一種過激な治療法」であって、どこか禅の修業に似ていると述べている。またフロイトが家族を治療対象から除外したことを批判し、患者だけでなく家族の顔を立てることの必要性を強調し、さらに患者・家族が治療者に対して一点の優位を保つことがかえって抵抗《レジスタンス》（著者はこれを抗立という）を減らすことになると述べ、「男谷の三本勝負」（剣聖男谷精一郎が他流試合において相手に先に一本とらせてそのあと二本とった）を引き合いに出している。「『想い起こすこと、繰り返すこと、やり通すこと』について」では、「（自由連想によって）医師は、一定の契機、あるいは問題に焦点を合わせることを放棄し、被分析者のその時、その時の心の表面を詳しく吟味することで満足する」というフロイトの言葉を引用し、深層を重視したフロイトにしてこの言葉があることに注意を促し、その上で「患者の心の表面は、有効な問いを媒介にしなければ決してとらえられない」として、何気なく使われる言葉の垢を落とし、その言葉が意味するところをあらためて明確にすることが肝要だと指摘している。

この「再読」を読むと、今までわかっていたつもりのフロイトの言葉が異なった意味をもって立ち現れてくる。知っていたつもりのフロイトの顔が違った表情を帯びてくる。評者にとって新しい経験であった。フロイトの他の論文についても語ってもらいたかったという思いが強い。

第二部は「説き明かし・常識的家族面接」と題され、著者の「横文字の家族療法とはあまり関係がない自前の家族面接」が語られる。患者と家族それぞれの語るところを「なぞる」ようにくり返すことでそれぞれの話を聞き届け、その上で患者に「極小の、できる課題」（後片付けやゴミ出しなど）を出すこと、心的現実と外的現実を区別すること、回復することへの恐怖をとり上げることなど、足が地についた、きめの細かい臨床の工夫が語られる。さらに『論語』をとり上げて、心理療法家にとって大切な三つの言葉すなわち「これを知るを知ると為し、知らざるを知らざると為せ。これ知るなり」「過てば則ち改むるに憚ることなかれ」「中庸の徳たるや、其れ至れるかな」をとり出している。

第三部は「変容する社会と心理療法」と題され、現代女性の位置、社会変容、心的外傷論、青少年犯罪、電話などがとり上げられている。いずれも臨床家の視点から現代社会の変容を批判的にとらえたもので、著者の舌鋒はまことに鋭く、過激といってよいほどである。「変容する社会と心理療法」という論文では、若者の「得手勝手」が増えたこと、「軽いノリの冗談のうまい人間が人気者となり、内省的であることはマジと呼ばれて失笑の対象となる」ことが指摘されている。そして青年の「家庭内暴力」への対応について、「子どもの暴力に対する無抵抗であったり、『理解』すれば暴力はなくなる（中略）といったこれまでの不適切な対応を止め、両親が、治療者の援助・工夫に支えられて、子どもの暴力に積極的に対処する気組みを漸次獲得することが大切である」と言う。また「心的外傷論の拡大に反対する」という刺激的な論文では、ハーマン、岡野憲一郎、斎藤学らの論文を批判的に検討し、BPD患者の心的外傷を強調する論者が、患者の「なじみのうすい他者への迎合」にのせられて、患者を被害者とのみとらえているのではないかと批判している。そして「こんにちの社会は、自己内省が乏しく、容易に他者を非難し糾弾する人々がふえている。告発の時代が到来したといってもよかろう」と述べ、「外傷理論のあらわな流行は、このような風潮に拍車をかけることにならないであろうか」と警鐘を鳴らしている。また「昨今の青少年犯罪と境界例の構造」では、境界例患者の「『なぜ生んだ』にはじまる、被害面がことさら意識される幼児体験の強調、自己反省を伴わぬ現状の一方的な告発等」が「かつての全共闘の学生たちの論理に酷似している」と指摘し、「やりたいことをやる」という考えに奇態にも正の価値体系が付与される「平成心模様」を「民主主義の頽廃の顕現」だとし、「心理療法の補助としての電話」という論文の末尾で「端的にいって世の中が悪くなったのだ」と嘆じている。

　著者が温顔の下に激しいものを秘めた人物であることはかねがね承知してはいたが、本書とくに第三部の諸論文を読むと、現代社会の変容に対する著者のいきどおりの激しさがなみなみならぬものであることがわかる。そしてその悪しき変容に迎合するかに見える論者に対する腹にすえかねる気持も伝わってくる。しかし著者は「愚痴をいってもはじまらない」と気をとり直し、その変容の申し子とも言うべき摂食障害や境界例の患者に長年とり組み続けたのである。そういう中から、患者・家族に「正対」し、その気持は汲むけれどもけっして迎合することなく自身の考えや気持をきちんと伝えるという治療姿勢が生まれてきたのであろう。

この「正対する」という姿勢は患者・家族に対してだけでなく、フロイトの諸論文に対して、批判的検討の対象となる現代の論者の諸論文に対して、古典に対して、さらに付章で語られる「葬られた思想家橋田邦彦」に対して、一貫している。評者自身の著書も何カ所か引用されているが、著者が拙著をたんねんに読み、その上でとるべきところはとり、批判すべきところは批判していることがよくわかる。他の論者の著作についても同様であろう。下坂幸三を読者にもつことは恐ろしいことである。

通読して、著者が独立自尊、真に自立した人物（著者は自立という言葉を安易に使うことに反対しているが）であることを痛感した。著者の主張にはときには留保をつけたくなることもないではないが（たとえば心的外傷論の流行に反対することが真の被害者への眼をくもらせる危険性）、この気概は受けつぎたいと思う。

おわりに編者お二人に敬意を表する。著者の引用した（と思われる）文献に直接あたって補足説明するなどていねいな仕事ぶりである。「編者あとがき」によくあらわれているように、著者への敬愛の念が深いのであろう。

『ウィニコット著作集6　精神分析的探究1――精神と身体』
C・ウィニコット／R・シェパード／M・デイヴィス編、舘直彦他訳、岩崎学術出版社、二〇〇一

本訳書の原書Psycho-analytic Explorations（Karnac Books, 1989）は、ウィニコットの死後、活字にされないままに残された講演や論文、あるいは現在では入手が容易でない雑誌に発表された論文などを編集したものである。本訳書はそのはじめの部分を中心とした論文、断片、書評、手紙、弔辞などを集めたもので、発表年代は一九三九年から一九六〇年代に及んでいる。国際精神分析学雑誌などですでに活字になっている完成度の高い論文もあるが、断片あるいは「症例記述からの切り取り」、あるいは講演の準備のための覚え書きのようなものまでさまざまな文章が含まれている。

冒頭にウィニコットの（二番目の）妻クレア・ウィニコットによる「追想」がある。彼女の描き出すウィニコットの人間像はなんだかなつかしさを感じさせる。とくにその幸福な少年時代や母への手紙などには思わず微笑させられる。また妻クレアとのかかわりは、人と人との間にはこういう温かい関係がありうるのだと、われわれをすこし幸せにしてくれる。ウィニコットは妻とよく語り合い、よく遊んだらしい。たとえばクレアとレストランで食事をしたとき他の客を見回して、「ぼくたちはラッキーだ。お互いまだ話すことがあるんだから」と言ったとか、かつて愛していた人形と同じくらいクレアを愛していると言い、「それは君をとことん愛していることだ」と言ったとある。また、小児科医としてウィニコットは、彼を訪れた子どもたちがそれをより意味深いものにするた

めに、診察の終りに紙を何かの形に折って、さよならと言いながらそれを子どもに渡したという。クレアは「子どもがこのやりとりを拒否するのを見たことがない」とつけ加えている。こういう記述から、過渡対象という概念が、頭で考えただけのものではなく、子どもたちとのかかわりから、そして妻との暮らしの中から生まれてきた生きた概念であることがよく伝わってくる。

この「追想」は、愛する夫を亡くした妻の手になるものであるにもかかわらず、何かしらしみじみとした幸福を伝えてくれるよい文章である。訳文もよい。

それに続く第一部は「精神分析：理論と臨床」と題され、二〇の論文がおさめられている。すでに述べたようにすべてが完成された論文ではなく、断片、準備稿といったものも含まれているが、それゆえに、ウィニコットがどのような考えを抱き、それをどのように育ててきたかを知ることができる。私が面白く読んだもののいくつかをあげると、「冠状動脈血栓の病因における興奮」「過渡対象の行く末」「沈黙の利用に関する二つの覚え書き」「破綻恐怖」「心身症」などがある。

「沈黙の利用に関する二つの覚え書き」でウィニコットは「解釈は場《フィールド》に突入するペニス」であり、「乳房は吸うとか食べるといった対象というより場」であると述べ、「治療者を話さないようにすることで、治療者を女性に転換したり、去勢したり、不能にしたりした」という患者の言葉を引用し、彼女が必要としたのは「『乳房の領域に突入するペニス』のない時間と状況だけであった」と述べている。このあたりの論述からは、ウィニコットが古典的な分析の考え方に依拠しつつ、しかししだいに環境への関心を深めつつあることがうかがわれる。ただしこの章は私にはややわかりにくかった。訳文も必ずしも読みやすいとは言えない。この難解さはあるいはウィニコットの考えが移行期にあったためかもしれない。

「心身症」という論文では、ウィニコットは心身症の要因を患者の自我状態における分裂ないし複合的な解離に求め、患者が精神的葛藤と身体的機能不全とを分かつという組織的防衛を行って、「自分たちの受ける医療を沢山の断片に分裂させるので、医師はこうした断片の一つとして機能させられる」と述べる。そして「患者たちはいつも医師たちが協力しないと不平をこぼすが、彼らが実際に会って症例について討議することは不安を引き起こすのである」と述べている。これは鋭い観察であって、総合病院精神科における評者自身の臨床経験とも一致する。ウィニコットはさらに、こういう分裂が生じるのは患者がその人格を守るために積極的に解体を行ったためであり、治療経過の中で援助者たちはすべて転移のいくつかの側面へと落ち着いていく、と述べている。これは豊富な臨床経験と深い洞察があってはじめて言える言葉である。評者も総合病院で多くの心身症患者に接し、彼らが各科の医師をいかに分裂させ、ときにはいかに協力させるかを、そしてそれがどのように転移を反映するかをみてきた。そのあたりのことをウィニコットがよく言葉にしてくれているという感じがする。

第二部は「他の分析家への論評、書評」と題され、書評や弔辞などが集められている。その中でもアーネスト・ジョーンズについての「死亡記事」(obituary であるから追悼ぐらいが適訳か)はかなり長文のもので、ウィニコットがかなり力を入れて書いていることがよくわかる。ここではジョーンズが知的で精力的で勤勉であったこと、辛辣な態度の背後に寛容さと好意を抱いていたことが語られ、イギリスで排斥された時期のあること、イギリス精神分析協会を設立し長くその会長を務めたこと、多忙の中で驚くほど多くの独創的な論文を書き、その中で引用に多大なエネルギーを注ぎこんだこと（ある論文では五二八一の既報症例を引用し、全部で一〇〇〇の引用文献が七ページにわたりぎっしり付記されているという）などが述べられている。短いが要を得たジョーンズの伝記として読むこともできる。その他にフェアバーンやボウルビーに対するユーモアに包まれてはいるもののかなり辛辣な論評がある。ウィニコットと他の分析家との関係を知る上で重要なものである。

第三部は「他の治療法に対する論評、手紙、書評」と題されているが、中心は精神障害に対するけいれん療法や脳白質切截術に対する批判である。ウィニコットはこれらが「人格を破壊する蛮行であるとして情熱的とも言える批判を展開している」（訳者あとがき）。また行動療法についても「この（行動療法の）治療者にとって必要なことは人間がネズミやカエルのような神経生理機能をもった一種の動物であるという事実を利用することだけです」と言い、「行動療法をあざけって亡きものにしたいのです」とまで書いている。

評者はこういう批判に（とくに行動療法への批判に）必ずしもすべて同意するものではないが、ここにはウィニコットが人格というものをきわめて重視していたこと、また彼の性格の一面に情熱的、戦闘的な面があったことがよく示されている。

さいごに補遺として「D・W・WによるD・W・W」という一文がある。これは自分の理論と早期発達に関する他の理論との関連を話すようにと、専門家の集まりに招かれたときの講演の記録である。ここでウィニコットは、自分と他の人との仕事を適切に関連させてこなかったために多くを失ったと言いつつ（多くを得た面もあると評者は思うが）、フロイト、クライン、ハルトマン、フェアバーン、その他多くの研究者の名をあげて、自分の仕事を彼らとの関係の中で位置づけようと努めている。その中でクラインからもアンナ・フロイトからも排斥される中で、しだいに環境とりわけ母親を重視するに至ったことを述べている。

本書は訳者も言うように「人間ウィニコットを知る上で豊富な資料を提供してくれるものであり、さらに彼の創造の秘密を窺い知ることができる」本である。ウィニコットをかなり知っている人、あるいはある程度知っていて好意をもち、さらに学びたいと思っている人に最適であるが、ウィニコットの初心者が読んでもその魅力を発見しそこに深入りする入口になるかもしれない。

『関係精神分析の視座――分析過程における希望と怖れ』

S・A・ミッチェル著、横井公一・辻河昌登監訳、ミネルヴァ書房、二〇〇八

本書は関係精神分析の旗手ステファン・A・ミッチェルが一九九三年に出版した "Hope and Dread in Psychoanalysis" の翻訳である。このタイトルの意味するところは、「精神分析はもっとも基本的には、被分析者と分析者という二人の参与者の希望と怖れを含みこんでいるひとつの過程である」という序章の著者の言葉によく示されている。ミッチェルはこの後も数冊の本を著しているが、二〇〇〇年に五四歳の若さでこの世を去っているから、本書は晩年の著書と言ってよいであ

ろう。関係精神分析 Relational Analysis という用語は一九九九年の著書のタイトルとしてはじめて現れるとのことだが、関係精神分析の立場がどのようなものであるかはすでに本書に十分展開されているので、訳書が『関係精神分析の視座』と題されているのはまことに適切と思う。

序章でミッチェルは、精神分析はフロイトの時代からきわめて大きな変化をしてきており、その変化は必ずしもフロイトの理論の拡張や深化ではなく、革命的で非連続なものだが、しかし多くの分析家が自らのアイデンティティをフロイトからの直接的な系譜においているために非連続性を認識できないでいると言う。ミッチェルの言う革命、非連続性とは欲動図式から関係図式へ、一者心理学から二者心理学へという変化であり、そこには人間を欲動を制御する動物と見るフロイトの見解から、人間を意味を産み出す動物と見る見解への変化があり、精神分析の目指すものがフロイトが述べたような無意識の意識化による症状の除去と理性による本能の支配ではなく、本物らしい確かさ（authenticity）をもった同一性へと変わってきていると言う。

そして第I部「分析状況」において、「患者は何を必要としているのか」、「分析者は何を知っているのか」という問いを立てて、非連続性を明確にしようとしている。すなわち現代の患者が求めているのは客観的な解釈ではなく、みてもらえる、個人的にかかわってもらえる、基本的に尊重して気にかけてもらえるという体験であり、その中で生き生きとした確かな自己感覚を発展させることであると言う。また分析者は何を知っているかについては、現代の分析者は真実を知っているのではなく、患者の体験に関するさまざまな真実の可能性のうちのひとつ（あるいはいくつか）を知るにすぎないと言う。過去は再構成されるものではなく、今ここで分析者の参与のもとに構成されるものであるから、分析者には知らないということへの怖れを耐え忍ぶ能力こそが求められていると主張している。

第Ⅱ部「精神分析における自己」では、関係精神分析の立場から自己がどのようにとらえられるかを論じている。従来、自己は層状で単一で連続性のあるものと考えられてきたが、現代の自己は必ずしもそうではなく、多次元的で不連続なものであり、患者はときには「今日の私は、私自身ではない」と言い、臨床家は「あなたは今日、誰ですか」とか「あなたはどこか他のところにいますか」と問わねばならないかもしれないという。そしてそのような多次元的な自己は他者と無関係に存在するのではなく、他者との関係性の中に埋め込まれている。それゆえもっとも深く個人的なものは治療的対話を通して創造されるのだと主張する。

また攻撃性について、攻撃性が自己の内から生じるという古典的理解に反対して、攻撃性は心の中から自然に発現するものではなく喚起されたものとして、避けがたいものではなく避け得るものとして、自己の組織化にとって中心的なものではなく周辺的なものとして理解されるべきだとしている。

第Ⅲ部「分析関係」においても、著者はイド心理学から自我心理学へ、欲動理論から関係理論へ、一者心理学から二者心理学へ、エディプス的関心から前エディプス的関心へ、過去の再現から今ここでの体験へ、そしてフロイトの一九世紀の実証主義における因果論的説明から現代の解釈学的「理解」の視点へといった変化について、さまざまなヴァリエーションで繰り返し語っている。著者の主張のうち評者にとって印象深いところをいくつか書き出してみる。分析者が誠実に患者の要望や要求に立ち向かうその姿勢そのものが、ときにはその反応自体よりも重要である。率直で、防衛的でない分析者の自己開示が患者自身の好奇心を刺激することもある。患者の要求が患者の抱く真の希望に深く根ざしていると考えられる場合には、その要求に応えて分析者が慣習的な分析的枠組みを曲げてしまうこともあるが、それがよい結果をもたらすこともある。

第Ⅲ部の最後の章は「希望の弁証法」と題されている。そこで著者は患者の希望だけでなく分析者の希望についても自覚することが重要であるという。なぜなら患者に対するわれわれの希望は、われわれ自身に対する希望と分かちがたく結びついているからである。患者の希望と治療者の希望はしばしばまったく違っていることもあるが、分析者は患者を、大体において患者がまさになろうとしている人物であるようにとり扱う。分析者が彼を取り扱っている、そういう種類の人物に、患者は大体においてなろうとする。それは分析者がまさにそのような人物として患者を治療していることを、ひとつの理由としているのだと。

本書は著者の深い思いが、そして怖れと希望とがこもった本である。著者はこのあとわずか数年で自らの生涯を閉じることを予期していたわけではなかろうけれども、本書にはこれだけは伝えておきたいという著者の願いと決意が感じられる。著者が伝えたいメッセージをあえて要約すれば精神分析は知的、客観的な科学ではなく、患者と治療者という二人の生きた人間の出会いであり、そこで治療者は技術の行使者としてではなく、不確実なひとつの将来に価値を与えるという希望をもち続ける人間として存在しなければならないということであろう。本書を読みながら評者は、若い頃読んだロジャーズの genuineness という言葉を何度も連想した。

近年一者心理学から二者心理学へ、欲動理論から関係理論へという動きは、レヴェンソン、ギル、ストロロウ、ベンジャミン、ビービーなどによって、相呼応して語られている。あたかも季節を同じくして花々が咲き競うかのごとくであるが、本書にはこういう他の論者との比較検討はそれほどなされていない。これはわれわれがこれからしなければならない仕事なのであろう。

今まで精神分析の基本概念であった中立性や受身性や禁欲原則といった用語は本書にはごくわずかしか出てこない。出てきても批判的に語られることがほとんどである。このことはミッチェルの主張が大胆な革命的なものであることを端的に示している。しかしこれらの原則を守らずして、われわれは恣意的になる恐れはないのか？　患者を不必要に退行させることにならないのか？　ミッチェルの介入は指示や暗示とどう違うのか？　また攻撃性は果たして本当に避けうるものなのか？　ミッチェルの主張に共鳴するところの多い評者の中にもまだこういう疑問がくすぶっている。本書の中にこういう疑問についての言及がないわけではない。症例提示の中にミッチェルの介入も例示されている。しかし目の前に現れる現代の患者に対してわれわれ自身がどうふるまったらよいかについて、具体的な示唆が必ずしも十分あるわけではない。これらはわれわれがわれわれの患者との間でこれから創造してゆくべきことなのであろう。ミッチェルもそう希望しているであろう。たしかに「さらに学ぶべきことは常にある」のである。

『面接法』

熊倉伸宏著、新興医学出版社、二〇〇二

著者は学校、企業、医療、地域でいろいろな「心の相談」に従事しているが、そこのスタッフから「私たちが勉強するのに適切な面接の本はないですか」と必ず聞かれるという。この問いは必ずしも初心者だけの問いではなく、人間について深い関心をもち、わからないことにこれから立ち向かおうとする人たちに共通する問いである。本書はそのような問いに答えようとして書かれた、面接についての「基本に忠実で、実践的で、しかも特定の理論に偏ることがない」入門書であり、しかも高度な専門書である。

面接とは「一人の平凡な人間が、専門家であると名乗って、もう一人の人間の相談に乗ること」である。このむずかしい仕事をいかにしたら適切に行うことができるかを、著者はさまざまな角度から徹底して考え抜いている。

面接を通じていかに人間を理解するかを語るとき、人はしばしば、基本的姿勢を抽象的、観念的に論じて具体的方法にふれないか、あるいは基本的姿勢を抜きにして安易なハウ・ツーばかり語るか、いずれかになりがちであるが、著者は基本的姿勢を語ると同時に、それをいかに実践するかをきわめて具体的に語っている。

著者は土居健郎を師とし、土居とフロイトの全著作を読み、かつヤスペルスの精神病理学を学んで、この三つが「私の心理学の基礎をなす」と述べ、自らの立場を現代折衷主義と名付けている。

フロイトとヤスペルスは互いに相対立する思想の持主であり、ヤスペルスは精神分析を「かのごとき了解」であるとして厳しく批判している。土居はヤスペルスの批判に対して精神分析の立場から反論する論文を書いている。著者はこの三人から学んだというのだから、そもそもはじめから矛盾や葛藤を心中に抱えざるをえなかったと思われる。そしてその矛盾と葛藤を自身の中で統合することに苦闘したであろう。その苦闘が「どのような理論であれ人知が絶対に達することはないという確信」を著者に抱かせるに至ったのであろう。本書にはその苦闘の跡がにじみ出ていると言ってよい。

たとえば「面接で得られる情報」という章の「構造化された観察」という節では、構造化された（体系的な）観察を行いそれを言葉にして記録することの重要性を指摘し、観察所見として「体型、態度、ふるまい、表情、話し方、（思考形式、感情状態、気分）など」をあげ、さらに「思考・感情・気分については、内容と形式を区別して記述する」ことの重要性を指摘している。ここには現象を忠実に記述していこうというヤスペルスの考え方が引き継がれている。ところがそのすぐ次の「見立て」という節では、「『見立て』とは真の来談理由を推定した仮説的ストーリーである」と述べ、現象の背後にあるものを理解することの必要性を語る。これは一見矛盾した論述のように見えるが、このあたりを記述する著者は、自分がまずヤスペルスの立場に立ち、ついでフロイトの考え方に従ったなどとは思っていないであろう。ヤスペルスとフロイトは著者の頭の中で対話し、両者が統合され、それが著者自身の考えとして述べられているからである。まさに「矛盾のあるところに重要な課題が隠れている」のであり、本書には著者がその課題をどのように達成したかが語られているのである。

ものごとをいくつかの要素に分けて考察するのも著者の特徴の一つである。たとえば「面接の構成要素」という章で、著者は面接を五つの構成要素から成るものととらえ、「面接＝聞くこと＋見ること＋対等な出会い＋専門的関係＋ストーリーを読むこと」という等式を提示し、その上で一つ一つの要素について詳細に論じている。「聞くこと」については、「よく聞くこと」と「ただ聞くこと」の違いにふれ、「初心者は『面接はよく聞くこと』と教わるが、『よく聞くこと』と『ただ聞くこと』の区別を教わらない場合が多い」という。これはまったくそのとおりで、評者も教わる側、教える側両方の立場で、「聞くこと」を学び、教えることのむずかしさを痛感している。著者は、「よく聞く」とは来談者からみて「自分の気持がハッキリするように聞いてくれる」ことであると言う。そして「『よく聞くこと』＝構造化された観察＋対等な関係＋問いを立てること」という等式を提示し、それぞれについて論じている。すなわち、来談者が「よく聞いてくれた」と言うときは、そこに面接者が存在するという生々しい実感がある場合であるとし、そこから人と人との出会い、自己と他者という問題に踏み込んでいる。すなわち、「よく聞くこと」ができるためには聞き手と話し手の間に共感とともに距離感があること、聞き手が要所で新しい問いを立てることが必要であると述べ、さらにその問いの意外性こそが来談者に他者が共にいるという手応えを与えるのだという。これは土居が、わかるためにはわからないところが見えてくることが必要だと言っているところであろう。評者流に言えば、「治療者が不思議に思うことが重要だ」ということである。

著者の独創性は、聞くことを自己と他者という問題にまで深めて考察しているところにある。さらに著者は「対等な出会い」について、そこでは「他者が『私』の意味づけることの出来ない抵抗として、『私』の力の及ばない何ものかとして、『私』の世界に生き生きと出現する」と言う。つまり他者はいかなる対象化の努力をも超えた、不可解で達し得ない「無気味な他者」として出現する。そういう認識こそが、面接者が来談者をモノ化することなく、不可知の存在として敬意をもって見ることを可能にするのだと、著者は言う。そして「人が無気味と感じたところに最も人間的なものが在る」と言い、フロイトの「無気味なもの」という論文に言及する。

著者が強調しているのは「来談者を対等な他者として捉える」ということであり、それが共感にも謎の解明にも手応えにもつながっているということである。

「面接の展開」という章で著者は「ストーリーを読むこと」を論じるが、さらに「人間の心の奥深くを覗き込めば、そこには幾重にも重なる謎だけが見えてくる。それは底なし沼を覗き込む作業に似ている」と言い、「人間＝ストーリー＋残余（無際限性）」という等式を提示する。そして「ストーリーとその人自身は違う」『有限の言葉で完成してはその人自身（残余）が見えない」と言う。「いつでもさらに発見すべきことがある」というフロイトの言葉（だったと思う）が思い出される。

最後の章の「ケース・レポートを書くこと」では、初心者の書いたケース・レポートが著者の指導によってしだいによいレポートになっていく過程が示されている。本書の内容の具体的実践の一例である。

著者は「おわりに」で優れた師に恵まれた幸運を謝しているが、優れた師から真に学ぶには優れた弟子でなければならないことを本書がよく示している。優れた弟子は師から深く学びつつも、いずれは師をも他者とみなし独自の自己を確立する。本書から学ぶわれわれにも優れた弟子になるという課題が課せられている。

一つ言い訳をしておきたい。著者は「依頼原稿を書くようになったら、研究者としてはお終いだよ」という故足立博の言葉を引用し、「先生に教わった専門的知恵である」としている。このごろ依頼原稿ばかり書いている私には耳の痛い言葉である。しかし（とあえて言う）、この書評も依頼原稿である。依頼のあったおかげで、本書を熟読し、さまざまな刺激を受け、多くを学んだこともまた事実である。

『出会いと心理臨床――医療心理学実践の手引き』

乾吉佑著、金剛出版、二〇〇七

本書は著者が臨床心理士として大学総合病院でのコンサルテーション・リエゾン、精神科病院でのコンサルテーション、大学学生相談室、職場のメンタルヘルスなどの領域で医療心理学的アプローチを実践した四十年余の経験とそこで得られた知見を、後進のための手引きとして書き下ろしたものである。臨床家としての著者の履歴書と言ってよいであろう。そこにはわが国におけるコンサルテーション・リエゾン活動の先駆者としての苦心が如実に語られている。

本書は序章と終章を含む全部で一二の章からなる。序章は「出会いと医療・心理学的アプローチ」と題され、一人の心理臨床家としての著者がさまざまな臨床場面でどのように患者やスタッフと出会い、どのような経験をし、そこでどのような工夫をしたかがよく整理された形で述べられている。たとえば、コンサルテーション・リエゾンを臨床心理士として行う際に留意すべき点として（1）トータル・パーソンとしての理解、（2）ライフ・サイクルの視点、（3）治療関係論の視点、（4）治療構造論的認識、（5）行動の無意識的意味の理解の重要性を指摘し、これらがどのように実践されるかを後の各章で事例とのかかわりを通して具体的に示している。著者のかかわりは地道で、ていねいで、ねばり強い。確固とした理論を持ちつつ、それを実に柔軟に臨床場面に応用してゆく著者の、臨床家としての力量には敬服のほかはない。

序章のおわりに著者は印象に残っている何人かのクライエントについて語り、彼らから心理面接の本質について教えられたという。その一人が、五歳半から現在までほぼ四〇年間著者が面接を続けている自閉症者のYさんである。当初はたいへんな問題児だったYさんが、二〇年後の面接では「僕は変なことばかりしたの。だからお母さんに叱られたの」としみじみ自分を振り返るようになり、三〇年後には会社員として社会的活動をし、「先生も年なんだから無理しないでね」という思いやりのある一言を語る人に変わった。この長年のかかわりを通して著者は「クライエントの中に存在する健康な彼自身に働きかける必要性」を教えられたという。そして当時指導的な精神科医の一部は、自閉症は心理面接の適応ではないという諸外国の文献を挙げて心理療法から撤退したが、心理療法を三〇年間続けるとこのYさんのような変化が生じると述べ、「自ら地道な治療をせず、諸外国の受け売りや流行に走ってはいけない」ことを知ったという。

序章に続く第一章と第二章はそれぞれ「患者の心理の理解のために」と「精神分析と医療・心理学」と題され、著者の基本的視点や理論的背景が語られ、以下の各章で精神科病院、リハビリテーション科、形成外科、神経内科でのコンサルテーション・リエゾン活動、あるいは職場カウンセリングにおける著者の実践が語られる。いずれも足が地についた地道なかかわりであり、著者もいうように「常識的」なものであるが、臨床家ならこの「常識」を実践することがいかに難しいことかがわかるはずである。たとえばリハビリテーション科とのコンサルテーション・リエゾンの一例として「二九歳の脊髄損傷の未婚男性A氏」の例がある。

A氏は脊髄血管種の摘出手術を受けたが、手術中の不可避的な操作の過程で術後脊髄損傷で両下肢完全麻痺となった。術前は歩いて来院しており、担当医も「手術の副作用はほとんどなく、後遺症も残らない」と語っていたのに、術後は「難しい手術であり、残念ながら力及ばなかった」と伝えられ、リハビリテーション・センターを紹介された。センター入院後脊髄損傷者として積極的な訓練プログラムが実施され、A氏も努力したが、歩行は困難なままで、半年後には主治医から「車イスによるADL訓練を」と言われた。このころからA氏はむしろ独歩の訓練に励みだし、転倒による危険を注意するスタッフの助言を無視し、スタッフから見ると明らかに徒労の自己訓練をし続けた。スタッフはそんなA氏を、せっかくのアドバイスを聞かない変人だ、性格異常だと言うようになり、早く退院させられないかとコンサルテーションの場に提出してきた。著者は「なぜスタッフが親切に相談しているのにこの人はあんなにも頑固に歩行訓練をやり続けるのか」と問い直すことが必要だとして、A氏と面接し、その行動の背景に障害を否認すること、医療不信とうつに陥らないようにすることといった意味があることを見出してゆく。そしてそのような理解をスタッフに伝え、さらに新たにソーシャルワーカーによる面接を導入する。するとA氏は前医師への怒りや将来への不安を語るようになり、うつ状態に陥るが、その後車イスでの職場復帰を考えるに至る。

要約してしまえば簡単なようだが、まだわが国にコンサルテーション・リエゾン活動への理解が十分でなかった頃に、国家資格をもたぬ心理士として病棟に入り、スタッフとかかわり、力動的理解を伝えてゆくことはたいへん難しいことであったであろう。その過程でスタッフの無理解や反発に出会って傷ついたり屈辱感を体験することもあったと思われる。評者も三〇年ほど前から十数年間総合病院精神科に勤務しコンサルテーション・リエゾン活動に従事したが、当初は精神科医が他科の病棟に入ってゆくことは必ずしも歓迎されなかった。また病院管理者の理解も十分ではなかった。そういうところで評者も傷つきや怒りを体験した。医師でない著者には、師の小此木啓吾に支えられていたとはいえ、評者以上の困難があったであろう。著者の文章は抑制が効いていて、高揚した表現もないし、苦情や泣き言も何一つないが、似たような仕事をしてきた評者に当時の経験をありありと思い出させ、さまざまな思いを生じさせた。著者が自身の体験を借り物でない自分の言葉で語っているからであろう。

終章は「〝対象喪失〟を通して小此木先生に出会う」と題され、師との出会いと師弟関係のありようが語られている。ここで著者は自身の入院経験やハンディキャップにもふれている。著者の入院に際して師は「入院の時には、仕事をもってゆきなさい。社会生活との連続性を切らないように」と助言したという。そしてのちに師自身この助言を実践した、と著者はおそらく万感の思いを込めて回想している。そして著者は、このような助言や師のありようは〝対象喪失――断念〟を基軸としたモーニング・ワークなのか、それとも〝対象喪失――躁的防衛――自己愛の再建〟というメランコリー・ワークなのかと問うている。著者が学会で〝対象喪失―断念〟を基軸にした精神分析的カウンセリングの可能性を強調した発表をしたとき、演題を降りた著者に対して師はメランコリー・ワークとモーニング・ワークの統合の必要性を諭したという。これは意味深いやりとりである。本書を通読すれば、本書で語られた著者の仕事全体が、著者自身の喪失に対するモーニング・ワークとメランコリー・ワークの統合の試みであったと思われるからである。そしてその試みは見事な成功を収めている。

本書は医療の領域で働く臨床心理士にとって、また精神科医を含むすべてのスタッフにとってよい手引きであると同時に、著者の仕事と人生に触れることによって生きる勇気を与えられる本である。

『エコ心理療法――関係生態学的治療』

J・ヴィリィ著、奥村満佐子訳、法政大学出版局、二〇〇六

「エコ心理療法」とは聞きなれない言葉であるが、原題は“Ökologische Psychotherapie”であり、訳者はこれを「関係生態学的心理療法」と訳している。著者ユルク・ヴィリィによれば、この治療が対象としているのは、人の身の回りの世界のうちその人が相互に作用し合い実際に関係しているものの総体（ニッチ、居場所）とその人の関係である。ニッチはその個人を支える重要な資源であり、個人はそこに働きかけ適切に応答されること（相互応答効果）によって、周囲とともに発達してゆく。しかし、働きかけが拒否されたり、欲求が満たされなかったり、気持が傷つけられたりすると、人は自分の殻に引きこもって回避的になり、周囲を敵視したり危険視するようになり、ますます引きこもってしまい、そのとき必要な発達への一歩を踏み出せなくなる。この悪循環によって精神障害が生じる。関係生態学的心理療法は、患者が自分は応答されていると感じ、傷つけられないよう保護され、独立を保障されていると感じる独自のニッチを作り出すことを重視し、どのようにすればそのようなニッチを作り出すことができるかに焦点を当てている。

本書の第一部は「関係生態学的心理療法の理論的基礎」と題されている。ここで著者は「大半の西欧の心理療法概念が自己実現という個人主義的な概念に基いているのに対し、（関係生態学的心理療法は）現実の関係の改善を目指すものである」とくり返し強調している。著者ヴィリィはもともと夫婦の心理療法への関心が深く、『夫婦の精神分析』『夫婦関係の治療』『共発達――共に成長・

発達するために』『愛の心理学』などの著書があるが、これらの表題からだけでも著者が個人の内界よりも関係に着目していることがよくわかる。本書はその見方を個人心理療法に適用、発展させたものである。

著者は、この見方の理論的基礎はブーバーの出会いの哲学と行動生物学のモデルにあるとしているが、対人関係理論やシステム論にも影響を受けていることも認めている。そして精神分析に対してはいくつか批判を述べている。すなわち、精神分析が個人の精神内界のみを重視して関係を重視しないこと、早期幼児期体験のみを重視しすぎること、必ずしも治療に有効と思われない古典的な転移解釈を重視していること、解釈を過大視し支持の役割を軽視していることなどである。これらの批判には評者も同感するところも多いが、一方こういう批判される点を修正していこうとする動きは精神分析の内部でも活発に行われ、より関係重視へと発展している（と評者には思われる）ので、著者の批判はあまりに古典的、教条的精神分析あるいは著者のもつやや古い精神分析イメージに対するものであるようにも思われる。本書全体を通読すれば、著者が精神分析の影響を色濃く受けている、あるいは分析の母体から生まれていることは明らかであり、このことは自説を補強する形でカーンバーグをしばしば肯定的に引用していることにも表れている。この点は著者自身も十分自覚していることで、自身の見方を精神分析を補完するものだとしている。

第二部は「関係生態学的心理療法の実際」と題され、重症人格障害患者への関係生態学的心理療法、共発達的短期療法、夫婦療法や家族療法への活用などが述べられている。治療の実務家はこの第二部から読み、そのあと第一部を読むほうが理解が容易になるかもしれない。評者は第二部のうち「重症の人格障害患者への関係生態学的支持療法」をもっとも興味深く読んだ。ここで著者は関係生態学的心理療法とは「相互応答効果、つまり、患者がどのように働きかけ、それに対して患者がどのような応答を受け取るかを見ていくのである。患者の認知が歪んでいるのではなく、その行動が適切ではないことが多い。この不適切な行動が周囲の人にそれを修正しようとする偽の教育的態度をとらせ、この周囲の反応が、また、患者の自己価値感を傷つけ、患者は弁解的になり、不穏当な反応をすることになる。治療関係は患者がこのような反応をしなくなるための重要な手段の一つである」とし、そのために治療者は「好ましい相互応答効果を得られるようにするために、患者にはできることに焦点を当てる。患者がどのようなことを想像し、何を感じとったのかを問題にするのではない。日常生活の中での出来事を詳細に調べることによって、患者が、自分の態度と相手の態度との相互関係を認識することができるようにする……好ましい経験をすれば自分の思考や感情のパターンが二次的に変わっていくだろう」と述べている。このあたりの記述には対人関係学派との共通性が認められるし、訳者奥村満佐子氏が中野良平氏とともに神戸に立ち上げている「人間存在分析学派」の主張とも共鳴するところなのであろう。評者もパーソナリティ障害の治療においては、患者の想像や感情をとり上げないわけではないが、患者と周囲の人たちとの相互関係を具体的に見ていくことがきわめて重要だという点では同意見である。

「個々人が共に発達・成長するための共発達的短期療法」の章も記述がきわめて具体的で、臨床家に益するところが大きいと思われる。ここで著者は、治療者が患者の語ったことをもとに、その焦点をできるだけ平易な言葉で簡潔に箇条書きにすることを勧めている。しかも感情移入しやすいように、患者を主語とし「私は〜」という形で文章化する。すなわち「これまで私は〜」「今必要になっている発達は〜」「その発達が困難なのは〜」「その発達ができたら〜」という形で箇条書きにするのである。ただしそれをそのまま患者に伝えるのではなく、そこに焦点を当てて治療者の理解を伝えていくことで患者が変化してゆくのだと言う。「私は〜」という形で患者を主語に考えることによって、治療者が患者の不足部分にばかり目を向けたり、患者の価値を下げる言葉や抽象的な言葉を避けるようになったり、患者自身が話すような表現をするようになると言う。症例と面接の逐語的なやりとりが記述され解説されていて、評者自身大いに学ぶところがあった。難解な術語を多用することに自己満足を感じているような自称治療者にはぜひ熟読してもらいたい。

本書で述べられている理論と方法は、著者自身が言うように、精神医学の中での一般的心理療法に理論的な基礎を提供し、かつ実践の質を高めるためにきわめて有益と思われる。とくに、患者のできないことではなくできることに焦点を当て、今変化が必要とされるかかわり方も今までは役立っていたことを認めるという支持的態度は、日々の臨床においてまず基本的に重要であると思う。このように感情移入的に聞いてくれ応答してくれる治療者に出会うことによって、患者は安全感と自己肯定感をもつことができる。発達はそれを基盤にしておこるのである。

要約すると、関係生態学的治療とは、患者が周囲との関係をうまく構築し、周囲とともに成長・発達してゆくことができるよう支持・援助してゆくというもので、本書ではその理論的基礎と具体的技法が示されている。心理療法に関心をもつすべての治療者にとって有益であるが、とくに、理論と実践のギャップに悩み、理論が必ずしも治療効果に結びつかないことに悩んでいる良心的な治療者にとって、自分の治療を再評価する機会を与えてくれるであろう。またあまりに教条的な分析理論に固執して患者の不幸を遷延させているような分析家にも読んでもらいたい。本物の分析家が読んでも、支持の価値を再評価し、より柔軟に患者に接しられるようになるために役立つであろう。

著者の文章はいくつかの専門用語（それほど多くない）に慣れさえすれば、平易で理解しやすい。著者のもとに学び著者のものの見方をよく知る奥村満佐子氏というよい訳者を得たことも、本書と読者にとってしあわせである。

『転移分析――理論と技法』

マートン・M・ギル著、神田橋條治・溝口純二訳、金剛出版、二〇〇六

本書はギル（Gill, M. M.）の一九八二年に出版されたAnalysis of Transference Volume 1. Theory and Technique. の全訳である。

ギルのこの本は精神分析の世界で転移が論じられるときにしばしば引用され、かつそれをめぐって議論が展開される、いまや古典と見なされる本であるが、翻訳大国と言われるわが国で現在まで邦訳されていなかった。その理由は、訳者の一人神田橋があとがきで述べているように、本書が、治療の実践家であるギルが「常日頃、自己の心身内でくり広げられていた論争をぶちまけたような

もの」になっていて、同じような経験を積み重ねた者にしか、その言わんとするところを辿るのが難しかったからであろう。

私自身原書出版後まもなく題名に惹かれて購入し読みはじめたが途中で放り出した記憶があったので、原書をとり出してみた。いたるところにアンダーラインが引いてあったが、その引き方からみるとどうもとばし読みしたらしい。ギルの周到でねばり強い議論の展開についてゆくことが、当時の私には難しかったのだろう。

その本を、今もっともふさわしいと思われる訳者二人を得て、ていねいな日本語訳で読むことができるのはうれしい。原意を正確に伝えようとする訳者の苦心は、句読点の打ち方ひとつにもよく現れている。

本書を貫くギルの主張をあえて強引に要約すると、ひとつは、転移分析こそ分析作業の中心となるべきことだということ、もうひとつは、転移は患者が過去に基づいて現在を歪曲したものではなく、患者にとっては今・ここの分析状況に対するもっともな反応に基づくものだということである。そして転移をもっぱら患者の過去からの産物と見るのではなく、そこに分析家の側の寄与があることを主張している。つまり、分析家は自分自身をいつも治療関係の参加者と見なすことが必要だとし、患者の反応に分析家と分析状況がどのように寄与しているかを検討すべきだと言っている。また転移のほのめかしに注目すること、つまり第三者に対する言及も実は分析家に対する感情の反映だととらえることの必要性を主張し、また転移解消のためには分析状況が転移に及ぼしている影響を明確にするとともに、分析家は患者が予期し、そうさせようとさえするふるまいとは異なるふるまいをしなければならない（ただしそうしようと意図するのではなく、分析家としてふるまうことが結果としてそうなる）と述べている。

このあたりを読みながら私は、かつて神田橋から「患者が誰のことを言っても治療者は自分のことだと思って聞きなさい」と教えられたことや、冷たい親に育てられたと言う患者に出会ったときにやさしくしてやりたいと考えたことなどを思い出した。

ギルは、要するに、分析状況をもっぱら患者個人の内界の表出される場としてとらえるのではなく、患者と分析家の両者が形成する場ととらえようとしているわけで、精神分析が one-person psychology から two-person psychology へと移行しつつあることをよく示している。というより、この移行をリードした一人がギルだということであろう。ギルがサリヴァンの「関与しつつある観察者」という言葉を引用したり、患者の体験に対する分析家の寄与を大いに強調するレヴェンソンを引用したり、鋭い批判をしつつもクライン派に関心を示したり、のちには constructivism へと視野を広げているのは、two-person psychology への変化の担い手として当然のことなのかもしれない。

本書は高度な専門書ではあるが、本書で述べられている視点は、ギル自身も言うように、古典的精神分析以外の治療にも有益な視点である。患者との関係に関心をもつすべての治療者にとって読むに値する本である。

臨床例の記述されたVolume 2.も近々訳出される予定とのこと、楽しみにしている。

Merton M. Gill : Analysis of Transference Vol. I : Theory and technique.

『現代フロイト読本1』『現代フロイト読本2』

西園昌久監修、北山修編集代表、松木邦裕・藤山直樹・福本修編集委員、みすず書房、二〇〇八

本書はフロイト生誕一五〇年を記念して、フロイトの主要論文四三編についてわが国の分析家たちがそれぞれ自身の気に入った、あるいは気になる論文についてその読みを公開したものである。四三の論文にはヒステリー研究に始まり、ドラ、ハンス、ネズミ男、シュレーバー、オオカミ男といった症例論文やいくつかの技法論文、そして「精神分析入門」「続・入門」「夢判断」「日常生活の精神病理学」「性欲論三篇」「ナルシシズム入門」「想起・反復・徹底操作」「快原理の彼岸」「自我とエス」などの理論的論文、さらには「トーテムとタブー」「文化への不満」といった文化論など主要な論文が網羅されている。

各執筆者はフロイトの論文の内容を紹介し、フロイトの理論の発展と変遷の中でのその位置づけを論じ、そこからフロイト以後の精神分析がどのように発展したかを、そしてフロイトがどのように批判されているかをも論じている。さらには論文執筆当時のフロイトの置かれていた状況、フロイトの抱いたであろう感情や空想、ときにはフロイトの無意識にまで立ち入って語る。フロイトの論文自体が人間の未知の領域に、無意識の世界に立ち入りつつ語るので、必ずしも知的、論理的にわかりやすいとは言えない。それに対応して本書のいくつかの論文でも外界と内界、事実と空想、意識と無意識が入りまじり、それらが幾重にも織りなされている。

たとえば小川豊明は「快原理の彼岸」について、「この書物全体もメタファーとして、夢として、

体験しなくてはならないだろう」と述べ、「反復される死がこの書物の主旋律をなしている」と言う。すなわちこの書物の背景としてあいついで起こった死や死の影がある。フロイトの息子たちの第一次世界大戦への出征、弟子のタウスクの自殺、精神分析のパトロンであったフロイントの死、身ごもっていた娘ゾフィーの死、フロイト自身の癌などがほぼ同時に襲ってきた。さらに娘アンナの分析中に生じた、父親の子を身ごもりたいというアンナの幻想、それを聞いたフロイトの、ゾフィーにも自分の子どもを産ませたいという空想、つまりフロイトとゾフィーと二人の愛の結晶というエディプス的エロティシズムが満ちてきたところで、突然その三人が死に襲われるというのが、フロイトの内界で起こった出来事であるという。小川はフロイトの論文の内容とフロイトの抱いたであろう空想を往来しつつ、「死の欲動とは、人間の有限性を限界づけるものであって、無限の破壊性をもつナルシズムに対して現実を突きつけ」るものであると述べている。この論文自体が一つのメタファーとして、夢として読まれるべきかもしれない。

他の論文も充実した内容である。読者は本書を読むことによってフロイトの論文に対する理解を深めるとともに、精神分析的発想、連想、そして無意識への接近とはどういうものかを体感するであろう。そしていつのまにか自身の生活史をふり返り、それをめぐる空想に入りこんでいる自分に気づくであろう。

巻末に人名解説と用語解説が付されていて読者の理解を助けてくれる。

あえて注文をつけるとすれば、もう少し多くの女性の分析家の意見を聞きたかった。フロイトの理論はなんといっても男性中心である。それに対して、現代の女性分析家たちがどう考えているかを知りたかった。また執筆者は皆フロイトの系譜につながることをもって自らのアイデンティティとする人たちばかりのようである。自分たちの理論はフロイトの理論とは不連続であり、革命的であると主張する関係学派の意見も聞きたかった。さらに、本書に注文するのは筋違いかもしれないが、精神分析の外部にいる人たち、たとえば哲学者や文学者がフロイト論文をどのように読むか(本書中にもデリダの引用があるが)も知りたいという気持も生じた。

いずれにしても本書は、知的にも情緒的にも評者を揺さぶり、フロイトと精神分析への関心だけでなく自分自身への関心を広げ、深めてくれた。評者と同じような経験をされる読者も少なくないと思う。

『強迫性障害治療ハンドブック』

原田誠一編、金剛出版、二〇〇六

「まえがき」に「本書は強迫性障害治療の診療全体、すなわち強迫性障害の診断・症状評価・薬物療法・心理教育・精神療法をカバーしており、最新の知見をふまえた治療の進め方が具体的に解説されている」とあるが、まことにそのとおりの、臨床家にとってきわめて有益な本である。

第Ⅰ部「強迫性障害の up to date」では、強迫性障害についての診断(DSM-Ⅲ、DSM-Ⅳ-

TR、ICD−10の診断基準の比較など）や疫学についてきわめて広範囲にかつ詳細に記述されている。文献も広く引用されていて、とくにわが国の研究者の仕事に目配りしてあるのがありがたい。第Ⅱ部「強迫性障害の理解」では、行動理論、認知理論、ニューロサイエンスについて、それぞれの原理から治療的介入に至るまで、よく整理されている。第Ⅲ部「強迫性障害の治療」では、心理教育、行動療法、認知療法、薬物療法についてきわめて具体的にわかりやすく記述されている。多忙な臨床家はまずこの章から読むのがよいかもしれない。ここで紹介されている治療技法のいくつかは、それぞれの療法の専門家でなくても、日常臨床に応用しうるものと思われる。評者は基本的に力動的立場に立っているが、日常臨床の中ではここに述べられている技法と共通する介入を自分もしていると思うことが多かった。第Ⅳ部「さまざまな立場からの臨床の知」も評者には大変興味深かった。ここで述べられているように、現実の治療は体系的な治療法をそのまま適用すればそれでことがすむというものではない。一人ひとりの患者について、さまざまな条件を考慮して、その都度治療を組み立てていく「臨床の知」が求められる。体系的な治療法も「臨床の知」の中に適切に組み入れられることによってはじめて有効となりうると思われる。第Ⅴ部「強迫性障害の広がりと対応の工夫」では、子どもの強迫性障害について、またひきこもり、摂食障害、統合失調症や境界性人格障害などとの併存や関連について、研究の歴史と現状が紹介され、またそのような例についての対応の工夫が述べられている。第Ⅵ部「私の強迫性障害・治療のコツ」では、練達の治療者がそれぞれ自分の治療について自分の言葉で述べている。評者にも教えられるところが多かった。第Ⅶ部「巻末資料」には、診断基準、Y-BOCS、疫学的資料、不安階層表シート、急性期治療のためのストラテジーなどが含まれていて、必要に応じて参照するのに便利である。

本書には強迫性障害についてのさまざまなデータ、理解、体系的治療法、さらにそれらを補うものとしての「臨床の知」や「コツ」が述べられている。編者が基本的に認知行動療法の立場に立っているゆえか、力動的観点からの論述が少ないのが、評者にはやや残念であるが、しかし、強迫性障害について、最新の研究をふまえてこれだけ広く目配りした、しかも実践的な書物は、評者の知る限り、わが国でははじめてであろうし、英語圏にもまだないのではなかろうか。本書を可能にした編者の臨床家としての姿勢と見識に敬意を評する。

『乳児研究から大人の精神療法へ——間主観性さまざま』

B・ビービー他著、丸田俊彦監訳、貞安元他訳、岩崎学術出版社、二〇〇八

「間主観性」という言葉は今や精神分析の中でもっとも注目され関心を集めている言葉であるが、その意味は多様であって、それを用いる人によって異なっている。とりわけ、乳幼児研究者の言う「間主観性」と大人の患者を治療する分析家の言う「間主観性」とが、どのように共通し、どのように違っているかは必ずしも明らかではない。本書はさまざまな間主観性概念を整理し、それぞれの異同を論じ、さらに大人の患者の精神分析的治療においてその概念がいかに重要であるかを明ら

かにしようとしている。

序章は本書全体の説明であり、本書の目指すところが、治療的出会いにおける言語的交流と非言語的交流による相互交流プロセス、つまり前自省的に意識に上ることなく作動する交流と語りの言葉を通じて作動する交流、その両者に関する理解の統合にかかわることが述べられている。第一章では乳児研究と大人の精神分析的治療での間主観性さまざまについて、ミッチェル、ベンジャミン、ストロロウらの研究が比較検討されている。第二章では乳児期における間主観性に関するメルツォフ、トロイアーセン、スターンらの研究の異動が論じられ、第三章では著者らの言う「間主観性さまざま」に関する「自己調整と相互交流的調整のバランスモデル」が提示されている。ここまでは主として理論的考察であり、正直言って私にはかなり難解であった。

第四章がビービーによる大人の患者のケース・スタディであり、本書の目玉と言ってよい。患者は早期に母性喪失と外傷を被った四〇歳の女性で、知的職業において成功を収めているが、孤独でひきこもりがちな生活をしていて、人の顔に特異な関心と不安を抱き、治療者ビービーの顔を見ることができなかった。この患者にビービーはきわめて共感的に聞き入り、彼女の希求に応答し、対面する距離を縮めたり、面接場面でのビービーの顔のビデオ録画を導入しそれを患者に見せて話し合ったり、電話でのセッションをもったり、きわめて柔軟に対応している。ビービーは患者に「心を動かされ」、患者に「マッチ」しようとし、途切れ途切れの彼女のフレーズをよりまとまりのあるリズムに乗せて、語尾のイントネーションを上げて問いかけの形でくり返している。そしてこういう接近によって両者の相互交流がいかに進行し変化してゆくかをきわめてヴィヴィッドに提示している。ここでのビービーは、中立性と距離を保ち解釈のみを行う古典的分析家とは異なり、患者の表情や動作や語りに「マッチ」し、「新しいかかわり合いのパートナー」としてふるまい、患者が過去に経験したものとは異なる相互交流を実現しようとしている。私にとってはこの章がもっとも印象的であり、枯れかけている自分の感受性に再び水を注がれる思いがした。

第五章は伝統的分析家ジェイコブスによる、また第六章は精神分析的治療と神経科学的所見を照合しようとするパリーによる学際的観点からの討論であり、いずれも大変刺激的である。

本書はきわめて内容の濃い、それゆえに読む努力を必要とする本であるが、それに見合う知的刺激を与えてくれることは間違いない。

Beebe, B. et al. : Forms of Intersubjectivity in Infant Research and Adult Treatment.

『実践・精神分析的精神療法——個人療法そして集団療法』

相田信男著、金剛出版、二〇〇六

「まえがき」によると、本書は著者が「ある機会に、自身が医者になって以来書いたものを自家出版した」のがプロの編集者の目に触れてでき上がったもので、内容は臨床経験の報告が中心であるという。ただし著者は経験をそのままにせず、そこから出発して思いをめぐらし、考え、そしてそれを自身の言葉で語っている。

本書は第一部「精神分析的精神療法」、第二部「精神病院というフィールドで」、第三部「集団精神療法へ」、第四部「個人精神療法から集団精神療法へ」の四部から成っており、読者は著者の関心が個人の内面から集団の力動へと広がっていく過程を著者とともに歩むことができる。いくつかの章は、大学紛争のころの経験やスーパーバイザーからの手紙を読んだときの気持など、個人的なエピソードから始まる。一見なにげないエピソードに見えるが、著者はそこから思いをめぐらし、その経験をより広い文脈の中に位置づけ、より深い人間理解をとり出してくる。読み進むうちに、著者からじかに話をきいている、対話しているという気持になり、しだいに自分自身の経験や思いへと心が動いてゆく。

評者がもっとも印象深かったのは第三章の「スキゾイド」という短い論文である。著者はスキゾイドが「非社交的で友人をほとんどもたず、職場や隣近所といった小共同社会からはみ出している」と述べ、フェアバーンを引用して「スキゾイドの人々は情緒的な意味で与えるという行為がかなり苦手で、この困難を（病的に）克服しようとしてさまざまな心理的防衛技術を学ぶが、その代表的なものとして、①役割を演じるというやり方と、②「自己暴露的なやり方」があるという。そして「自己のスキゾイド的傾向に自覚的な治療者は、他者のスキゾイド的葛藤にエンパシーが高いように思われる」とつけ加えている。この論文には著者がスキゾイドの患者に接するときの控え目な、しかし深い配慮（愛といってもよいかもしれないが）がよく現れている。おそらく著者もスキゾイド（的傾向に自覚的）なのであろう。ひっそりと節度を保って他者と自己の内なる声に耳を傾けつつ人間としての配慮を差し出す、そういう姿勢が本書全体を貫いている。そういう著者が集団への恐れを抱えつつ、精神病院や集団（グループ）の中へ入ってゆく。そして集団の中で人々が「より人間的に」「より心理学的に」なることを経験し、しだいに「集団を信頼できるようになった」という。

第四部は著者の師である故・小此木啓吾氏との「集団は信じられるか：フロイトの集団論について」という対談の記録である。著者は師と学問的に対話しつつ、集団に対する自身の気持の変化を率直に吐露している。著者は精神療法家であると同時に、いくつかの学会の運営に重要な役割を果たし、また病院長でもある。スキゾイドは防衛として役割を演じるというが、著者の誠実で有能な仕事ぶりは単に役割を演じているだけではあるまい。集団に対する信頼があってはじめてできることなのであろう。

著者は「あとがき」で、本書が「臨床の実践家たちがこれを読むと励みになるような、底辺や背後から微かな支えを体感できるような、（中略）ひとりの精神療法家の臨床実践の様子を、何度読んでもその度に感じるところが見出される、そんな本になってくれたら」と願っている。この願いは評者において十分に実現された。多くの読者にとってもそうなるであろう。

『精神科臨床ノート』

青木省三著、日本評論社、二〇〇七

本書は、著者が三〇年の臨床経験の中で一人ひとりの患者に対して自分の頭で考えたことを若い同僚たちに伝えようとして書かれたもので、著者自身が言うように、練り上げられた理論や高度なテクニックを記したものではないが、経験をつみ重ねた臨床家の知恵といったものが淡々と語られていて、行間から診察室での著者の姿が浮かび上がるような本である。精神療法に関する本の中には、読んでいて、この著者はここに書かれてあることをおそらく実際にはやっていないであろうと思う本と、この著者は言行一致なのだろうなと思う本があるが、本書はまちがいなく後者である。全体で一九章から成っており、精神療法について、小学生から老人に至る人生の時期について、摂食障害、統合失調症およびそれ以前、うつ状態、広汎性発達障害などの病態とそれへの援助の仕方について、薬物療法についてなど、臨床家が日常遭遇する問題について著者の考え方や具体的な援助の仕方がわかりやすい言葉で語られている。内容を要約することは困難なので、評者の印象に残った言葉のいくつかをひろい出してみる。

「考える順番としては、保存的な精神療法が先であり、切開的な精神療法はその次である」「（著者が）紹介したいと思う治療者は、どこか○○療法（特定の専門的精神療法）を相対化している」「過去は大切なものであるが、生きている人間にとって重要なのはいつも『この今と未来』である」「頭の中で堂々めぐりになっている思考を断つには、身体を動かしてものを作るということがよい」

「(励まさないことが重要な意味をもつこともあるが) あまりにも励まさない方向に足並みが揃いすぎると、それはそれで治療的にならない」「(キレルという現象について) ようやくキレルことができるようになったというように考えた方がいい場合や、過度な負荷に対する安全弁 (ときにはショートに近いものかもしれないが) と考えた方がいい場合がある」「理想的な老年期の過ごし方などと語ってはならない。老年期の過ごし方は人の数だけあってよい」。

これらの言葉から浮かび上がるのは、著者が患者一人ひとりの生き方、人生の流れを大切にし、その質が少しでもよいものになるよう願っていること、大上段に振りかぶらず、極端に走らず、患者の目でものごとをとらえ、しかも少しずつ肯定的な見方を差し出すこと、特定の理論のみを信奉したり、あまりに濃密な関係に入り込んだりすることなく、安定した距離を保ちつつ静かに「常識」を語りかけること、といった姿勢である。

高度な理論やテクニックを語ることはある意味で容易であるが、この著者のような姿勢を言葉にして伝えることは実はむずかしいことである。著者自身「いちばん肝心なものは伝達できないということがわかったとき、はじめて自分の道を探ることが始まるのである」と述べている。この本は、著者が自分の道を探ってきた過程を、そしてそこで見出したものを、いちばん肝心なものは伝達できないと感じつつできるだけ伝えようと努めたものであろう。読者一人ひとりが自分の道を探ることが期待されている。

『治療的柔構造――心理療法の諸理論と実践との架け橋』

岡野憲一郎著、岩崎学術出版社、二〇〇八

治療構造という概念はわが国では小此木啓吾先生の長年の努力によって精神療法家の間に共有される概念になっている。ただしそれがどのように理解され実践されるかは治療者の考え方によって、あるいは成長過程によってさまざまに変化するようである。筆者はかつて小此木先生の還暦を記念して出版された『治療構造論』の書評に次のように書いた。「私にとって『治療構造』ははじめは守らなければならない定め、あるいは目標であった。大学、精神病院、総合病院で一臨床医としてさまざまな仕事に追われながら、精神療法のために一定の時間と場所を確保することを自分に課する、あるいは許す支えとなっていた。そのうち境界例とのかかわりが増えるにつれて、むしろ彼らを『抱える』器として治療構造を考えるようになった。最近では、入院、外来、コンサルテーション・リエゾン、スーパービジョンといった私のさまざまな臨床場面とそこでの自分のあり方を認識し検討する概念装置となっている」。これはつまり筆者の中で治療構造という概念が、本書の著者岡野憲一郎氏のいう剛構造から柔構造へと変化したことを示しているのであろう。筆者が本書に共感するところが多かったのも当然かもしれない。なお『治療構造論』の中には、治療柔構造という言葉をはじめて用いた大野裕氏の論文もあって、岡野氏はこれに大いに敬意を払っている。筆者も再読して教えられるところが多かった。

著者のいう柔構造とは、日本建築に見られるしなやかでショックを吸収するような構造にヒントを得て作られた概念である。すなわち、治療構造は必ずしもつねに厳格に守らなければならないものではなく、血の通った人間が一定の方針のもとに柔軟に設定すべきもので、治療者と患者の間に成立する揺れを含んだ関係性である。もちろん一定の方針のもとに設定されることが重要であって、揺れつつも復元力をもつものである。そして岡野氏は精神分析の基本概念を「柔構造論的」に見直して、①「匿名性の原則」（剛構造）→自己開示の適切な使用（柔構造）、②禁欲原則（剛構造）→「提供モデル」（柔構造）、③受身性（剛構造）→「生きた中立性」（柔構造）という変化を促すと、きわめて大胆な主張をしている。ここには伝統的な精神分析に対する相当な批判が含まれている。

著者のこういう主張は、一つには米国留学中に教えられた精神分析の理論が必ずしも治療的に有効でないことを感じとったこと、その後日本に帰国して多忙な臨床家がしかしそれなりに構造について考えているように見えたこと、そして何よりも自身の臨床経験を積み重ねることの中から結実してきたものであろう。そのことは本書で語られるいくつかのエピソードによくあらわれている。著者はさらに治療的柔構造論から見た失敗学について論じ、さらに治療的柔構造論を援用して、精神分析と認知行動療法、クライン学派とアメリカの精神分析、臨床心理学と精神医学、学問としての精神分析と臨床としての精神分析に架橋しようとしている。著者には柔構造論がさまざまな精神療法を比較しさらには統合する基礎理論になりうるという自負があるのであろう。これは「治療構造論」が比較精神療法学を可能にするであろうと述べた小此木先生の志を継ぐものでもあろう。

筆者は今までに岡野氏の著書を本書を含めて三冊（訳書を加えれば四冊）書評をさせていただいたが、岡野氏の精神がしだいに自由になり、ものの見方が広がり深まっていることが感じられる。

あとがきに「私は人生とはさまざまな形での自己表現のプロセスと考えていますが、それを著書という形で実現できること以上の幸せはありません」とあるが、まことにそのとおりであろう。いくばくかの羨望をこめて祝福を贈ることにしたい。

『ハンドブック　青年期における自傷行為――エビデンスに基づいた調査・研究・ケア』

クローディーン・フォックス／キース・ホートン著、田中康雄監修、東眞理子訳、明石書店、二〇〇九

本書は青年期の自傷行為に関する情報集である。「はじめに」では「故意に自傷行為をする人は『注目されたがっている』」「自傷行為には『痛みが生じない』」「問題の深刻さは傷の程度によって測ることができる」などというよくある見方はいずれも誤りであるとし、痛みを感じていることが多く、問題の深刻さは傷の程度からは測られないと述べている。ただし続く各章の表題をみると、本書が対象にしているのはリストカットなどの狭義の自傷行為だけではなく、自殺、自殺企図、故意の自傷行為を含む「自殺的行為（suicidal behavior）」であることがわかる。こういう青年期における自殺的行為について、有病率、危険因子、危険な状態にある青年の鑑別、青年のためのサービス、転

帰、マネジメント、防止について、ヨーロッパ、アメリカ、オーストラリアの多数の文献を検索し、現在どこまで、どの程度のことがわかっているかを示し、さらに今後の展望について述べている。たとえば有病率に関しては、故意の自傷行為は一〇代の若者と成人期初期にみられること、故意の自傷行為をする少女は少年の四倍にのぼると思われること、故意の自傷行為をする青年は自殺死に至る青年の約四〇倍から一〇〇倍にのぼることなど、イギリスにおける調査の結果が示されている。ただし用語の定義やデータ収集の方法に一貫性がなく、また表面にあらわれない例も多いと思われるので、「自殺的行為の有病率を解釈する際には充分注意する必要がある」と述べられている。以下の各章においても同じように多数の文献がレビューされ、わかっている範囲のことが示されているが、方法論的な問題などから「今後さらに調査を進める必要がある」などと、明確な論は保留されている。エビデンスのないところでは断定を避ける、著者の研究者としての慎重な姿勢がうかがわれる。

本書の表題には「故意の自傷行為（deliberate self-harm）」という言葉が用いられているが、各章の表題には「自殺的行為（suicidal behavior）」という言葉がよく出てくる。私見では、自傷行為をする人はかならずしも自殺を意図しないことが多いと思うが、また本書にもよく読めばそう書いてあるのだが、「自殺的行為」という言葉が頻出するので自殺と自傷が直結するような印象を受けてしまう。治療者がそういう印象をもつことは治療的にも好ましくないと思うが、どうであろうか。

本書には治療論はあまりない。監修者の「あとがき」にあるように、治療に関してはウォルシュ（B. W. Walsh）の本がよいであろう。評者が読んだのは『自傷行為治療ガイド』（松本・山口・小林訳、金剛出版）だけだが、そこでウォルシュは、自殺が意識を終わらせることを意図しているのに対し、自傷は意識を変えることを意図していることを指摘し、両者を区別した上で具体的な治療論を展開している。

読者が本書に治療論を期待すると失望するだろうが、自傷行為について広い視点からの現状把握には役立つであろう。

『深奥なる心理臨床のために――事例検討とスーパーヴィジョン』

山中康裕著、遠見書房、二〇〇九

ここ三〇年ほど、臨床心理学系の大学院が毎年紀要を刊行し、そこに大学院生の担当した事例の報告に先輩がコメントするという形式ができ上っている。私も今までに何回かこういうコメントを書いたが、一面識もなく、また依拠する理論的枠組みも違う若いセラピストの仕事に教育的配慮もこめてコメントするのはなかなかむずかしいことだと痛感している。コメンテイターには、クライエントの表現するものの意味を読みとる能力とともに、クライエントとセラピストの間で生じていることを理解する能力、そしてその読みとりや理解をセラピストだけでなく読者にも伝える言葉の能力が要請される。

本書の構成は、序論として「『事例検討』と『スーパーヴィジョン』」という著者の論文があり、ついで第一部「事例検討篇」、第二部「スーパーヴィジョン篇」となっている。「事例検討篇」では、著者が大学院生や若い臨床家の治療報告それも主としてプレイセラピーの報告にコメントしている。著者のコメントはクライエントがプレイに付与しているものの意味を深いところから読みとり、そこに展開する内的ドラマをわれわれに開示してくれる。ユングやフロイトの理論ばかりでなく、映画や小説や藤村の詩にまでおよぶ著者の広い連想が、クライエントの内的ドラマをより広い文脈に位置づけてくれる。小さな箱庭やプレイルームの中にクライエントの不安や葛藤が表現され、かつ乗り越えられてゆく。人間存在の深奥が象徴的に表現され、ときにはそれが神話的様相を帯びる。著者のコメントはそういうプレイセラピーの奥深い意味をあざやかに描き出している。私にはその解き明かしがときには魔法のように見える。もちろん著者は魔法を使っているつもりなど毛頭なく、「自分がその子だったら世界がどう見えているか」「クライエントからセラピストがどう見えているか」を考えつつ、そこに働く無意識を意識の言葉へと紡ぎ出しているのであろう。そこには広い知識と長年の修練によってつちかわれた洞察力がある。ただし修練さえすれば誰もが著者のようになれるわけではあるまい。そこには私などにはまぶしく仰ぎ見るしかない才能のきらめきがある。

第二部「スーパーヴィジョン篇」はスーパーヴァイジーの記録した「落ち着きのない小学生の遊戯療法終結後に受けたスーパーヴィジョンの逐語記録」である。セラピストの提示する治療過程について、著者が意味を読みとり、連想し、解釈してゆく。スーパーヴィジョンの後のセラピストの感想にあるとおり、著者は子どもの行動の象徴的意味を家族の布置においてとらえ、治療構造の意義を認識し続け、生起する出来事の意味を子どもの成長という観点で把握し、例外的な出来事や治療者の失敗の中に治療的意義を見出している。著者の豊饒《じょう》な才能が言葉となってあふれ出ている。この記録は私にとって衝撃であった。私もスーパーヴィジョンをしているが、そこでの私の介入は「ハァ」「なるほど」「それはよかった」といった合づちと、「そのときどう感じ（考え）ましたか？」「その介入の意図は？」といった質問に終始し、私自身の連想や解釈を述べることはごくわずかしかないからである。人はその才能と器の範囲内で仕事をするしかしかたのないものであるらしい。

『本を遊ぶ――神田橋條治書評集』

神田橋條治著、創元社、二〇〇九

書評を読むのを楽しみにしている人が二人ある。一人は小説家・批評家の丸谷才一氏、もう一人が神田橋條治氏である。丸谷氏は軽妙な語り口で本の内容を紹介し、他と比較しつつその本を文学の伝統の中に位置づけ、その本がそこから生まれてきた文明について論じる。しかも本のことだと思って読んでいるうちに、丸谷才一という一人の人間が目に浮かぶようになる。

神田橋さんの書評は、対象が専門書がほとんどということもあって広く文明を論じるわけではないが、背景にいつも精神医学の現状への批判のまなざしがある。語り口は軽妙だし、いつのまにか神田橋條治という人間が浮かび上るのも似ている。そして何よりも二人に共通するのは、対象となる本とその著者への愛が根底にあることである。

本書は書評集と銘打ってあるが、ところどころに短いエッセイや自著のあとがきなども含まれていて、読んでいて楽しい。書評にとり上げられている本は狭義の精神療法に関するものばかりではなく、統合失調症や双極性障害や薬物療法に関するものなど幅広い。良い臨床家になるには何を読んだらよいのかの一例にもなっている。それらを論じる神田橋さんの基本姿勢は「実務家としてのコモンセンス」である。その姿勢を保ちつつ、対象となる本の特質を明確にし、その良いところをとり出し、読者に推奨してくれる。ただし、ただほめているばかりではもちろんない。本の内容についても、訳者の訳文についても鋭い批判がある。その鋭さは「時折、意地悪したくなる癖がなかなか治らない。もう治らないかもしれない」と御自身告白しているほどである。でも、神田橋先生、お若いころよりずい分治ってきましたよ。「意地悪」が良質かつ的確な批判へと昇華されてきていますよ。

もう一つ感心するのは、本のことを語りつつ自身のことを語り、自身のことを語るかと思えば本のことを語る、その呼吸の妙である。私の本『新訂増補　精神療法の第一歩』の評をとりあげてみよう。

この本は若いころに書いた初版に現時点での私の考えを追補や付章という形でつけ加えたものである。書評のはじめに「自分のできもしないことを集めて書くと、いい本になります」という河合隼雄先生のことばを聞いたときに、執筆中の自著のことを思って冷や汗が出たという思い出について九行ばかり書いてある。そのあとが私の本についてのコメントで、これが一四行ある。そのあとの八行がまた御自身についてのふり返りである。つまり文章の半分以上は私の本のことではなく、御自身の経験やら感慨やらが書いてある。ところが読み返してみると、御自身のことを語っているようで、実は私の本のことだとわかる。冒頭の河合先生のことばの引用など私の本の初版への意地悪そのもの（つまり良質で的確な批判）であるが、後の文章では追補や付章について「現時点での成田さんの到達が総じて常識的で平凡にさえ見えることに気づかれるであろう。……成熟とは平凡風に向かっての歩みであるとの格言が実証されている」とある。このことばは御自身の成熟についての感慨でもあろうが、そして多分ほめてもらっているのだろうが、「一生かかってあたりまえのことしか言えないのか」と意地悪言われているようでもあり、自分でもそのとおりだと思うので無念至極である。ともかくそのあたりの呼吸が絶妙なのである。読んでいるうちに自分の本が評されていることなどつい忘れてしまい、うまいものだなーと感心してしまう。

「本を遊ぶ」という表題はたいへん良い。神田橋さんが楽しみながら芸の限りを尽していることがよく伝わる。「本と遊ぶ」ではちょっと素人っぽいし、「本に遊ぶ」となればこれはもう名人である。「を」としたところに自負と謙遜の両方がにじみ出ていて実によい。皆さん楽しんで読んでください。勉強にもなります。

あとがき

本書は私がここ数年の間に書いた論文、エッセイ、書評を集めたものである。私にとって七冊目の、そしておそらく最後の論文集である。今回も立石正信氏のお世話になった。校正刷りを読み返すと、なんだか回顧的な話が多く、自分が年老いたことをあらためて痛感する。ただ年老いた分だけ自由になったようで、私自身について今まで以上に多くを語っている。シゾイドが一面もっている「自己暴露的傾向」が露呈したのであろうか。読者には寛容の心をもって、楽しんで読んでいただければ幸いである。

論文集に書評を入れるのは必ずしも常道でないかもしれないが、私なりに力を入れて書いたものなので今回もあえて入れることにした。書評の対象となっている本はほとんどが私の好きな本、そこから多くを学んだ本であり、著者を直接存じ上げている本もある。それもあって、本の内容を紹介し評するだけでなく、著者の顔を思い浮かべながら著者と対話するつもりで書いた。読者が書評に促されてその本を読んでくだされば うれしく思うし、読まれた方には益するところが必ずあると思う。

十数年前、当時金剛出版の一編集者であった立石正信氏が、私の一冊目の論文集の企画をたずさえて、名古屋まで私を訪ねてきてくださったときのことは今も覚えている。私のまったく予期しないことであったので、また人づき合いの苦手な私が緊張もしていたので、対話は必ずしもなめらかとはいかなかった。のちに私の還暦の会にきてくださった立石氏が、そのおりのことを思い出して「話ははずみませんでした」と言われた。申しわけないことであった。しかしそれにもかかわらず、立石氏はその後も私の書くものに目配りされて、七冊も論文集を作ってくださった。心から感謝している。

その立石氏は今では金剛出版の社長であり、私の方はまもなく臨床医としての仕事から退こうとしている。人の縁《えにし》と歳月の流れを感じざるをえない。

平成二二年七月

成田　善弘

初出一覧

精神科臨床の多面性　『臨床心理学にとっての精神科臨床』、人文書院、二〇〇七
精神療法を学ぶこと、伝えること――精神科医のライフサイクル――（講演記録、二〇〇八）
逆転移を通して学ぶ　精神分析研究、五二巻、三号、二〇〇八
昨今の青年期病像にみる意識と無意識　『意識と無意識』、人文書院、二〇〇六
境界例――病態モデルと精神療法――　心身医学、四四巻、一号、二〇〇四
境界例とのかかわり――「援助」という視点――　児童青年精神医学とその近接領域、四六巻、三号、二〇〇五
強迫の精神病理と精神療法の展開　精神療法、三五巻、五号、二〇〇九
解離をめぐる問題の所在　精神療法、三五巻、二号、二〇〇九
精神療法家の訓練、精神療法、三六巻、三号、二〇一〇
患者から学ぶ――治療者の介入に対する患者のコメント――精神療法、二一巻一号、一九九五
このごろ思うこと　精神療法、三二巻、六号、二〇〇六

書評
フロイト再読　精神分析研究、五一巻、四号、二〇〇七
ウィニコット著作集6　精神分析的探究1――精神と身体　精神分析研究、四六巻、一号、二〇〇二
関係精神分析の視座――分析過程における希望と怖れ　精神分析研究、五三巻、二号、二〇〇九

面接法　精神分析研究、四六巻、三号、二〇〇二
出会いと心理臨床　医療心理学実践の手引き　精神分析研究、五二巻、二号、二〇〇八
エコ心理療法——関係生態学的治療　精神分析研究、五一巻、一号、二〇〇七
転移分析　理論と技法　精神療法、三三巻、一号、二〇〇七
現代フロイト読本1、現代フロイト読本2　精神療法、三五巻、一号、二〇〇九
強迫性障害治療ハンドブック　精神療法、三二巻、六号、二〇〇六
乳児研究から大人の精神療法へ　間主観性さまざま　精神療法、三四巻、五号、二〇〇八
実践・精神分析的精神療法　個人療法そして集団療法　精神療法、三三巻、二号、二〇〇七
こころの科学叢書　精神科臨床ノート　精神療法、三四巻、一号、二〇〇八
治療的柔構造　心理療法の諸理論と実践との架け橋　精神療法、三五巻、二号、二〇〇九
ハンドブック　青年期における自傷行為——エビデンスに基づいた調査・研究・ケア　精神療法、三六巻、一号、二〇一〇
深奥なる心理臨床のために——事例検討とスーパーヴィジョン　精神療法、三六巻、二号、二〇一〇
本を遊ぶ——神田橋條治書評集　精神療法、三六巻、一号、二〇一〇

■著者略歴

成田善弘（なりた よしひろ）

1941 年　名古屋に生まれる。

1966 年　名古屋大学医学部卒業。精神医学専攻。

愛知県立城山病院，名古屋大学医学部精神医学教室助手，社会保険中京病院精神科部長を経て，

1994 ～ 2002 年　椙山女学園大学人間関係学部教授。

2003 ～ 2010 年　大阪市立大学大学院生活科学研究科教授。

2002 年より，桜クリニック勤務，現在に至る。

[主要著訳書]

「新訂増補 精神療法の第一歩」金剛出版，「心身症と心身医学」岩波書店，「青年期境界例」「精神療法の経験」「強迫症の臨床研究」「心と身体の精神療法」「精神療法の技法論」「セラピストのための面接技法」「治療関係と面接」「精神療法家の仕事」金剛出版，「強迫性障害」医学書院，「贈り物の心理学」名古屋大学出版会，他。マスターソン「青年期境界例の治療」（共訳），アドラー「境界例と自己対象」（共訳）金剛出版，マスターソン「逆転移と精神療法の技法」星和書店，サルズマン「強迫性パーソナリティ」（共訳）みすず書房，グッドウィン「心的外傷の再発見」（共訳）岩崎学術出版社，マックウィリアムズ「ケースの見方，考え方」（監訳），シミントン「分析の経験」（監訳）創元社，他。

精神療法面接《せいしんりょうほうめんせつ》の多面性《ためんせい》

── 学ぶこと，伝えること ──

2010 年 9 月 10 日　印刷

2010 年 9 月 20 日　発行

著　者　成田善弘

発行者　立石正信

印刷　平河工業社　　製本　誠製本

発行所　株式会社 金剛出版

〒 112-0005　東京都文京区水道 1-5-16

電話　03-3815-6661　　振替　00120-6-34848

ISBN 4-7724-1153-0 C3011

セラピストのための面接技法
成田善弘著

Ａ５判　230頁　定価3,570円

本書は，心の臨床に携わる専門職の人々のために編まれた臨床論文集で，さまざまな病態に対する臨床医としてのかかわりから生まれた介入の技術が全編にわたって紹介されている。力動的個人精神療法を基礎にした著者の技法は，内面への関心，了解，共感，関与といった基本的要素を押さえた上で，学派を超えた日常臨床の中での一般的心理療法へと発展している。クライエントと治療者の関係をよりよく築くための最適の指導書となろう。

治療関係と面接
成田善弘著

Ａ５判　260頁　定価3,780円

全編を通じて，クライエントの内面への関心，了解，共感，関与といった一般的精神療法の諸要素こそがすべての精神療法の基本であるとする著者の精神療法についての感じ方，考え方が多くの事例を交えて率直に語られており，患者の気持に治療者が共鳴するとはどういうことか，患者の心理はどう動いていくのか，他職種とコミュニケートする能力とは，等，専門領域の知識と技術が豊富に盛り込まれた真に実践的な臨床指導書である。

境界性パーソナリティ障害の精神療法
成田善弘編

Ａ５判　210頁　定価3,360円

本書は，BPDに対する個人精神療法について，厚生労働省の委託研究による日本版治療ガイドライン作成を目指した研究班の臨床的成果を公開する。経験豊かな著者らによって，精神分析的精神療法を基盤とし，最新の心理社会療法の成果も取り入れたアプローチが紹介される。さらに，BPDの基本病理の解説や困難状況（自傷，自殺企図，暴力，ストーカー行為，病的退行）への対応，現場における効果的な心理面接のこつが詳述されている。

価格は消費税込み（5%）です

緩和ケアと時間

小森康永著　がんによる痛みや辛さをやわらげるための「緩和ケア」の正しい知識を多くの人に知ってもらうための格好の手引き。　2,940円

子どもの精神分析的心理療法の経験

平井正三著　ロンドンのタビストック・クリニックでの訓練の実際，そしてクライン派の子どもの精神分析的心理療法を懇切丁寧に解説する。　3,570円

うつ病の力動的精神療法

F・N・ブッシュ他著／牛島定信，平島奈津子監訳　面接の実際が豊富に紹介され，薬物療法や他の精神療法との併用などについても論述する。　3,990円

力動的集団精神療法

高橋哲郎，野島一彦，権　成鉉，太田裕一編　精神科慢性疾患に対する力動的集団精神療法の「理論」と「実践」の手引き。　4,410円

ロールシャッハ・テスト

J・E・エクスナー著　中村紀子・野田昌道監訳　施行法や解釈の原理に加え，テストの成り立ち，性質，基礎的研究を網羅し，その最新の姿を伝える。18,900円

統合的心理援助への道

村瀬嘉代子編著　村瀬嘉代子と田中康雄，村山正治，中井久夫，滝川一廣，青木省三，新保幸洋による援助する「人」のあるべき姿の対談集。　2,520円

統合失調症と家族

M・ワソー著／高橋祥友監修／柳沢圭子訳　大切な人や家族が，精神の病になったら？当事者や家族と治療者のための対応と援助のヒントを多数紹介。　2,940円

関係からみた発達障碍

小林隆児著　自ら携わった23の事例を折りまぜ，実践から得た「関係発達臨床」について語る。著者の臨床経験の集大成ともいえる書。　3,360円

まずい面接

J・A・コトラー，J・カールソン編／中村伸一監訳／モーガン亮子訳　22名の錚々たるマスター・セラピストたちの「生の声」が率直に語られる。　3,780円

自傷とパーソナリティ障害

川谷大治著　長年パーソナリティ障害，自傷患者の治療に取り組んできた著者の患者との格闘ともいえる臨床研究の記録。　3,570円

責任能力の現在

中谷陽二編　犯罪者の責任能力問題に関して，法と精神医学双方の論客が，国内外の判例を引きながら，歴史と現状を分析し，最新の論考を展開する。　4,410円

対人関係療法マスターブック

水島広子著　対人関係療法（IPT）の本格的な臨床指導書として，実際のケーススタディを通して読者がIPTの考え方・すすめ方をマスターできる。　2,730円

自傷の文化精神医学

A・R・ファヴァッツァ著／松本俊彦監訳　自傷行為という現象を，膨大な資料と症例を用い，多次元的な視点から，徹底的に検討する。　7,140円

精神分析的心理療法

N・マックウィリアムズ著／狩野力八郎監訳／妙木浩之他訳　精神分析的心理療法の基礎的理論と技法を，特定の学派に偏することなく解説する。　5,670円

価格は消費税込み（5%）です